郑秋惠临证经验集

主　编　郑秋惠

编　委　王淑萍　王春安　王法林　王燕虎

　　　　孙　芳　李清梅　杨明珠　陈志国

　　　　贾小军　龚自坤

全国百佳图书出版单位

中国中医药出版社

·北　京·

图书在版编目（CIP）数据

郑秋惠临证经验集/郑秋惠主编 . —北京：中国
中医药出版社，2022.7
ISBN 978 – 7 – 5132 – 7579 – 8

Ⅰ.①郑…　Ⅱ.①郑…　Ⅲ.①中医临床 – 经验 –
中国 – 现代　Ⅳ.①R249.7

中国版本图书馆 CIP 数据核字（2022）第 071516 号

中国中医药出版社出版

北京经济技术开发区科创十三街 31 号院二区 8 号楼
邮政编码　100176
传真　010 – 64405721
河北品睿印刷有限公司印刷
各地新华书店经销

开本 880×1230　1/32　印张 8.25　字数 196 千字
2022 年 7 月第 1 版　2022 年 7 月第 1 次印刷
书号　ISBN 978 – 7 – 5132 – 7579 – 8

定价 48.00 元
网址　www.cptcm.com

服 务 热 线　010 – 64405510
购 书 热 线　010 – 89535836
维 权 打 假　010 – 64405753

微信服务号　zgzyycbs
微商城网址　https：//kdt.im/LIdUGr
官 方 微 博　http：//e.weibo.com/cptcm
天猫旗舰店网址　https：//zgzyycbs.tmall.com

前　言

　　中医药学源远流长，中医理论博大精深。青海地处青藏高原，平均海拔在 3000 米以上，是多民族聚居地，由于特殊的地理位置和气候特点，人们的饮食习惯与平原地区有很大不同，人体体质与平原地区也有较大的差异，因此，临床上遣方用药不同于平原地区。本书以介绍郑秋惠主任医师的临床治疗经验为主，汇集其从事 37 年中医临床工作的部分心得与体会，具有通俗易懂、讲求实用的特点。

　　全书分为上下两篇，上篇对恶性肿瘤、血液系统及风湿免疫系统部分病症的内容做了简明扼要的归纳，在各病的中医病因病机中，融有其独到的认识和治疗经验；下篇选编郑秋惠主任医师临证医案，由郑秋惠名医工作室王淑萍医师、杨明珠医师、孙芳医师整理。选编医案力求能反映郑秋惠主任医师行医中辨证施治的特点，并扼要真实地说明了治疗经过和预后。每例医案均附有按语，是她临床用药的心得体会。

　　由于编者时间精力所限，若有疏漏不足之处，恳请广大读者提出宝贵建议，以便再版时修订提高。

郑秋惠

2022 年 2 月

目　录

上篇 | 临证经验

分期论治高海拔地区胃癌患者的临床思路

胃癌是常见的恶性肿瘤之一，其发病率为 11.1/10 万，在世界上居第 5 位。胃癌的流行病学具有明显地域差异，东亚为高发区，其发病率为 22.4/10 万；其次为南美和一些中亚国家。在我国，胃癌发病率居恶性肿瘤第 3 位，尤以西北地区和东南沿海的发病率较高，发病率为 29.31/10 万。每年因胃癌死亡的人数超过 29 万，男女之比约为 2∶1，其中农村地区发病率高于城市地区。近年来，胃癌的发病年龄具有明显的年轻化趋势，过去以 40～60 岁年龄组居多，现在则以 35～55 岁年龄组为多。对本病，西医治疗以手术、化疗、靶向药物治疗为主。

中医学没有胃癌的病名，根据胃癌的临床表现，其属"胃反""反胃""翻胃""噎膈""积聚""伏梁"等范畴。

一、高海拔地区人群体质特点

青海地处青藏高原东北部，平均海拔在 3000 米以上，寒冷、缺氧、干燥是高原最主要的气候特点。对高原环境影响机体的因素及作用机制的研究主要集中在低温度、低湿度、低气压以及太阳强辐射等高原环境因素，其对人体的影响是非特异性而广泛的，其中缺氧是造成高原病的最主要原因。人体血流速度随海拔的升高而减慢，血流变学发生了"浓""黏""聚"的一系列变化，导致微循环血流发生障碍。由此造成组织细胞的物质及气体交换不足，久之高原人群由生理代偿进入病理过程，影响胃肠功能，为胃癌的产生提供了基础。

气由肾中的精气、脾胃吸收运化水谷之气和肺吸入的清气共同结合而成，气根于肾而藏于肺，久居高原人群呼吸中清气不足，长期清气不足易伤肺气，肺肾同源，日久则由肺及肾，导致肾之阳气虚衰，气虚则运血无力，致血行瘀滞。因此，气虚血瘀是高海拔地区人体的主要体质特征之一。一项在青海省大通回族土族自治县进行的常住居民人群中医体质调查发现，偏颇质中气虚质最多，血瘀质为其次。

二、中医病因病机

（一）脾肾阳虚，瘀血凝滞

肿瘤患者正气亏虚、正不胜邪为病之本，局部痰瘀互结、湿毒凝聚为病之标。高原清气不足，人体脾肺之气亦虚，加之严寒，阳虚更易发生，其中脾肾阳虚占主导地位，脾肾阳虚，则水津运行迟缓停滞。胃肠运化失调，积而为湿毒，凝而为痰瘀。

中医理论认为，高原地区主气为寒，寒与肾相应，所以高原最易耗伤肾之阳气，出现腰膝冷痛等肾阳虚症状。而肾阳虚又易累及肾阴，导致肾阴不足，出现咽干口燥、头晕耳鸣等症状。

人身各处，但凡一处阳气不到，便是病。《素问·生气通天论》言："阳气者，若天与日，失其所，则折寿而不彰。"阴阳的关系不是对等的，阳气是主要的，阳主阴从。《内经》强调"凡阴阳之要，阳密乃固"。阳气失于敷布，阴寒得以凝聚是肿瘤的基本病因病机。人之阳气的多少取决于脾胃。元阳虽藏于肾，但要依赖后天脾胃的滋养。元气升降出入的运行也依赖脾升胃降的斡旋之能，脾胃虚寒是易发生肿瘤的体质类型。

高海拔地区由于天寒地冻，损伤人体阳气，寒湿之邪内生，阳气受损则易形成阴证，人之元阳，先天本已不足，后天则更易亏损，故人身之阳有亏而无满。"阳者阴之根也，阳气充足，则阴气全消，百病不作"。阳气一处不在，则一处即病，阳气一处有亏，则一处阴凝，多寒湿并至也。中医认为，肾藏精，为先天之本，主生殖和发育，《素问·举痛论》言："寒气客于小肠膜原之间，络血之中，血泣（涩）不得注于大经，血气稽留不得行，故宿昔而成积疾。"人体的津液精血靠阳气的推动才能运行，寒湿伤阳则津液精血的运行缓慢甚至停滞，易于形成瘀血、痰湿、食积等有形之邪。有形之邪又会阻碍气机，形成恶性循环。因此，中晚期胃癌患者除有肿瘤本身表现出的诸多症状以外，多表现为口不渴或渴不欲饮，或喜热饮，手足厥冷，小便清长，大便溏或干秘，舌色淡或暗紫，舌体肿大，苔白腻，脉沉细或紧硬等一派阳虚阴盛之象。

恶性肿瘤的病机主要可概括为"虚、毒、痰、瘀"四个方面，而大多数胃癌患者的血液处于高凝状态，其血瘀表现十分明显。患者的青紫舌发生率明显高于正常人群，舌苔随着疾病的发展而发生相应的变化。胃癌中晚期患者以厚腻或剥脱苔为常见。胃癌患者的齿痕舌发生率也明显高于正常人群。舌下脉络的异常变化早于舌质变紫或舌边两侧瘀斑、瘀点，灵敏度高。明代张景岳指出："脾肾不足及虚弱失调之人，多有积聚之病。"临床上胃癌患者常因虚致病，又因失治或手术、放化疗等因素使患者更虚，故大多数胃癌患者有脾肾阳虚、瘀毒凝滞证候表现。

（二）脾胃虚弱，邪实积聚

胃癌的发病主要和遗传、感染、生活习惯、精神方面等因素有关。中医认为胃癌发生多因饮食不节、情志失畅、劳逸失衡，导致脏腑功能失调，气血逆乱，继而气滞、痰阻、血瘀，关乎全身而表现于局部。笔者结合胃癌患者的整体状况与局部病变，认为脾胃虚弱、邪实积聚是胃癌病因病机之关键。诚如《医宗必读》中云："积之成者，正气不足，而后邪气踞之。"胃癌的病机总属本虚标实，本为脾胃虚弱，《景岳全书·积聚》中载："凡脾肾不足及虚弱失调之人，多有积聚之病。"气滞、血瘀、痰凝、癌毒为标，其中又以癌毒最为关键。癌毒是恶性肿瘤的特殊致病因素，具有暴戾猖獗、损伤正气、难消难清、易于复发、善于流窜等特征，故当四诊合参。无证可辨时，需结合现代医学检测如 CT、胃镜病理、基因检测等检查，再应用中医药抗癌治疗，即"有证从证，无证从病"的原则。

随着西医学的快速发展，手术切除成为胃癌治疗的唯一根治方法，放疗、化疗、靶向治疗等手段亦可有效杀灭及抑制癌细胞。这些方法的出现超越了中医先辈对于胃癌的认知，也给现代中医学者带来了挑战和机遇。应当分期论治胃癌患者，即对于临床分期较早行手术根治者，治疗当以防治肿瘤的复发转移为主；对于临床分期晚、无手术根治机会的患者，当在带瘤生存的情况下提高患者的生活质量和生存期。由于手术和放化疗手段的干预，胃癌患者的病机也变得更为复杂。大部分手术、放化疗后的患者会出现劳倦乏力、气短懒言、面色少华、食欲不振、泛酸嘈杂、大便溏结不调等脾胃虚损的临床表现，这是因为手术、放化疗损伤脾胃，正气愈亏，加之饮食不足，致气血生化乏源，气机升降失司，此类患者的病机主要以脾胃气虚为主。另有一部分患者行放化疗后出现骨髓抑制、面色苍白、唇甲色淡、脱发严重，除气虚表现外，还兼夹有血虚之象。此外，因放化疗而产生的恶心呕吐、腹泻等不良反应亦会损伤阴液，可见厌食乏力、口干咽燥、五心烦热等阴虚之象。故在分析胃癌患者病机时当考虑西医治疗带来的影响，审时度势，综合整体，精准辨证。

三、治则治法

（一）以温阳祛瘀为主

高海拔地区，人体体质特点大多为阳气不足，阴寒内盛。在长期临床中发现青海地区的胃肠癌患者，中医辨证大多以脾肾阳衰、水湿内停、寒凝瘀结为主，中晚期胃肠癌的本质为肾阳不足、阴寒积聚，即脾肾阳虚、血瘀毒凝。那么温阳祛瘀法理所当然成为本地区中晚期胃肠癌治疗的重要方法。

基于以上理论，以温阳益肾、健脾利湿、祛瘀散结为治疗大法，临床上可以张介宾的右归丸为基础，加益气祛瘀、消积散结之温阳祛瘀方：黄芪、桂枝、党参、细辛、刀豆子、鹿角霜、莪术、全蝎粉、土鳖虫等作为针对中晚期胃肠癌的主方。按"急则治标，缓则治本"的原则，随症加减。右归丸温补肾阳，侧重填精益髓，主治肾阳不足、命门火衰。方中用附子、肉桂温补肾阳以煦暖全身，用山药、山茱萸、熟地黄以滋阴，使阳有所附，杜仲、枸杞子益肾强腰背，具温而不燥之优点，根据阴阳互根互用之理论，阴中求阳，以期达到"阳得阴助而生化无穷"之效。方中加黄芪、党参益气健脾；莪术破血祛瘀，行气止痛；全蝎粉、土鳖虫攻毒散结，通络止痛；方中加鹿角霜以增加益肾助阳之力，鹿角霜补力虽弱，但不滋腻，且有收敛作用；细辛祛风散寒，止痛通窍；刀豆子性温味甘，归胃、肾经，主要功效为温胃止呃，现代药理研究表明刀豆及其成分对肿瘤生长有明显的抑制作用。按"急则治标，缓则治本"的原则，随症加减。临证之变通，重舌为参，灵活用药，因变施治是对辨证论治的必要补充，更是体现中医治疗特色的重要方法。

（二）分阶段论治

1. 手术后以祛邪为主

对于临床分期相对早、已行手术切除的患者，瘤体负荷已减轻，癥积盘踞、坚硬不移的病理形态已发生改变，但仍有残留的癌细胞及肉眼或现代医学检验所不能发现的微小病灶。癌毒易复发、易转移的特性使得当人体正气虚损之时，余毒可能再次诱发肿瘤。该类患者治疗的主要目的在于防止复发转移，因此治疗的侧重点仍是祛邪，而祛邪的关键在于化瘀。大多数胃癌患者的血液处于高凝状态，血液成分和运行异常，带有癌毒性质的瘀血易于形成新的病理产物——癌栓，与肿瘤生长、浸润、转移关系密切。胃癌患者因正气亏虚致病，手术、化疗耗伤气血，气能行血，气虚则血行不畅。因此，结合此期病机特点，此时治疗的基本思路为化瘀散结，益气健脾，常用桂枝茯苓丸、香砂六君子化裁。在辨证论治的基础上，强调个体化治疗，随证加减，如脾阴亏虚者，见胃脘痞满、纳呆食少、口干欲饮、大便溏薄、舌淡少苔，予山药、炒扁豆滋补脾阴；胃阴亏虚者，见胃脘嘈杂、手足烦热、口干唇燥、大便干结、舌红绛少苔，予石膏、知母养阴和胃；如食积者，见纳差、腹胀、恶心、大便溏泄，予炒麦芽、鸡内金消食导滞；如脾胃虚寒者，见胃痛隐隐、喜温喜按、神疲乏力、手足不温，予干姜、附子温中健脾。

2. 不能手术的晚期患者以扶正为主

对于无手术机会的晚期带瘤生存患者，中医治疗目的在于提高患者的生活质量，延长生存时间。晚期胃癌患者大多合并有淋巴结和脏器转移，丧失手术机会，致使瘤负荷日益增加，临床病情亦复杂，往往合并胸腹腔积液、肠梗阻、疼痛、贫血、低蛋白血症，甚至有恶病质等表现。癌患者因本虚发病，而晚期胃癌患者病情日久，癌毒深陷，伤及脾胃，使后天之本运化失司，无力运化水谷，使正气乏源更加无力抗邪。胃癌患者因恐惧疾病、化疗不良反应、经济负担、癌痛等影响情志，肝主情志，喜条达舒畅，情志不畅则肝失疏泄，气机郁滞影响津液、血液运行，亦进一步促成痰湿瘀毒等病理产物，使病情加重，而痰湿瘀毒也会阻滞肝气，使气郁更重，形成恶性循环。此期患者病机以正气亏虚、肝郁气滞、瘀毒蕴结为主，故在益气同时仍不忘祛瘀，提出益气扶正、健脾消癥的治疗原则。此期以益气健脾、活血化瘀为主，用薯蓣丸、归脾汤等加减。以脾气虚弱为主者，党参可用至 15～30g，黄芪用至 30～60g 以益气健脾；以瘀毒蕴结为主者，可用少量全蝎、蜈蚣、土鳖虫等虫类药活血通络，因虫类药大多为血肉有情之品，对于久病入络、病邪深伏、病属顽疾者，具有独特疗效，正如吴鞠通所言："以食血之虫，飞者走络中气分，走者走络中血分，可谓无微不入，无坚不破。"以肝郁气滞为主者，可用香附、柴胡以疏肝理气。

但需注意，虫类药物富含异体蛋白，过敏体质者慎用，因虫类药物均有毒性，需权衡剂量，以免中毒；理气药物大多辛温香燥，易耗气伤阴，故气弱阴虚者需短程使用，且调整用药剂量。

高海拔地区中晚期胃癌的病理机制为脾肾阳虚，血瘀毒凝，用温阳祛瘀法治疗高海拔地区中晚期胃癌可明显改善临床症状，提高生存质量，稳定瘤体，提高免疫功能，部分患者可延长生存时间。

培土生金法论治肺癌

肺癌全称为原发性支气管肺癌,是我国目前发病率和死亡率最高的恶性肿瘤。它是起源于支气管黏膜、腺体、肺泡上皮的肺部恶性肿瘤,可分为非小细胞肺癌和小细胞肺癌两大类,非小细胞肺癌占所有肺癌病例的80%~85%。起源于肺段支气管及段以上支气管者称中央型肺癌,起源于肺段支气管以下者为周围型肺癌。西医治疗本病以手术、放化疗、靶向药物、免疫治疗为主。

在中医学中,肺癌属于"肺积""息贲""肺痛""劳嗽"等范畴。

一、中医病因病机

(一)高原清气不足

宗气由先天元气、后天谷气和呼吸中之"清气"相合而成,是人体生命活动之根本。高原缺氧可对心、肺、脑等重要脏器引起损伤,使机体产生复杂的病理和生理变化。现在越来越多的证据表明高原缺氧可以改变胃肠运动和胃肠激素分泌,对消化系统也产生了十分显著的影响,即脾气虚,由此造成人体水谷精微之气的生成不足。由于高原缺氧,清气与水谷之气不足,影响宗气,宗气不足,无以贯心脉行呼吸,血氧饱和度下降,使人处于慢性缺氧状态,为肿瘤生长提供条件。

（二）肺肾互根，金水相生

《素问·阴阳应象大论》曰："肺生皮毛，皮毛生肾。"说明肺金与肾水之间具有相生关系，而且肾之脉络与肺相连，又肺开窍于鼻，故肺肾两脏亦通过鼻部相联系。

肺肾二者阴阳互资，肺阴盛，下输于肾，助生肾阴，以滋养先天。肾水充盈则化生津液，反哺于肺，使肺中阴液充足。肺气旺盛，可助生肾气，肾阳为诸阳之本，可上资肺阳，以温肺化气，保证肺能正常输布津液，故肾气充盛则肺气足。《类证治裁》曰："肺为气之本，肾为气之根，肺主出气，肾主纳气。"《医宗必读》曰："肾为脏腑之本，十二脉之根，呼吸之本。"肺主气司呼吸，其吸入的清气入于肺，经过肺主肃降功能而下纳于肾。肾藏精，主纳气，摄纳肺所肃降之气并归于肾，以维持呼吸深度，并协助肺之肃降功能。肺居上焦，其气清肃，下降于肾。肾居下焦，其气升腾，上济于肺，摄纳、潜藏肺所肃降之气。肺肾两脏，气机和调，升降相因，呼吸乃作也。

（三）土运金生

中医五行学说中肺属金，脾属土，土为金之母，脾为肺之母，肺病日久脾气亦虚，即子盗母气。"虚则补其母"，通过健运脾土可以补益肺金，此即培土生金法的理论基础。

同司气化，升降相应。肺为华盖，主气而司呼吸，脾为气血生化之源。肺吸入的自然界清气与脾所运化的水谷精微之气生成宗气，助心行气运血，司呼吸。《理虚元鉴》云："脾为生气之源，肺为主气之枢。"脾主运化，肺所需的津气靠脾运化的水谷精微供应，故脾为气血生化之源，水谷之气又依赖肺的宣降方能输布全身，因此肺为气之枢纽。所谓脾为生气之源，肺为主气之枢，即肺与脾在气的生成与输布方面相互作用。《薛生白医案》云："脾为元气之本，赖谷气以生，肺为气化之源，而寄养于脾也。"《素问·经脉别论》云："饮入于胃，游溢精气，上输于脾，脾气散精，上归于肺，通调水道，下输膀胱，水精四布，五经并行。"肺为水之上源，主行水，通调水道，脾为中央土以灌四傍，主运化水液，为水液升降出入之枢纽。二者同源中焦，气血相贯。肺主手太阴之脉，起于中焦，其经气源于脾，下络大肠，还循胃口；脾主足太阴之脉，络胃，从足入胸腹。两经汇于中焦，同属太阴，经气互通，故肺、脾之间密切相关。

（四）病理相连，母病及子

李东垣《脾胃论》云："人之百病皆由脾胃衰而生。"《素问·示从容论》云："夫伤肺者，脾气不守，胃气不清，经气不为使。"指出脾胃不和，经气受阻可致肺病。《中藏经·上下不宁论》云："脾病则下子不宁。"认为脾虚则肺虚。陈士铎《石室秘录》云："治肺之法，正治甚难，当转以治脾，脾气有养，则土自生金。"脾气虚弱，运化失司，水谷精气不能上承于肺，导致肺气虚，出现痰多、气短、纳呆、便溏、水肿等脾虚肺弱证候；反之，肺病日久，伤津耗气，肺气虚衰，子盗母气，脾气亦虚，出现气喘、咳痰、腹胀等肺虚脾弱证候。脾失健运，湿浊内生，聚为痰饮，饮留于肺，肺失宣降，而发为咳喘；反之，肺气虚衰，宣降失常，水液内停，发为鼓胀（恶性积液）。

（五）本虚标实，痰瘀互结

肺癌是一种因虚得病、因虚致实的全身属虚、局部属实的疾病，治疗上主张扶正与祛邪相结合的原则。早期患者以祛邪为主，辅以扶正；中晚期患者以扶正为主，辅以祛邪。患者随着正邪盛衰演变，各型之间常发生转变，应随着病情变化辨证施治。由于肺癌患者正气内虚，抗癌能力低下，虚损情况突出，因此，治疗中应注意顾护正气。肺癌的整个发病过程中，贯穿着痰、瘀、毒、虚四字。扶正重在补益肺脾肾，调整气血阴阳平衡，祛邪重在化痰、祛瘀、解毒。

二、治则治法

（一）培土生金，健脾化痰

肺癌的发生与脾关系密切，脾属土，肺属金，脾为肺之母。肺气有赖于脾所升清上散之水谷精气的濡养，脾气充则肺气旺。脾主升，胃主降，脾胃为气机升降的枢纽，助肺气肃降，肝气升发。脾胃失常，气机不利，血行不畅，瘀血内停，痰瘀互结，发为肺癌。治疗上注重从脾切入，论治肺癌，补脾健肺，培土生金，土运金生。治疗以六君子汤加减，药物组成如下：党参、黄芪、白术、茯苓、陈皮、半夏、薏苡仁、桔梗、葶苈子。方中党参补中益气，健脾益肺，"入手、足太阴经气分"；黄芪补气固表健脾，"乃补气圣药"；白术健脾益气，燥湿利水，"除湿益燥，和中益气，温中，去脾胃中湿，除胃热，强脾胃，进饮食，和胃，生津液，主肌热，四肢困倦，目不欲开，怠惰嗜卧，不思饮食"；茯苓健脾利水，"主胸胁逆气，忧恚惊邪恐悸，心下结痛，寒热烦满，咳逆，口焦舌干，利小便"；陈皮理气健脾，燥湿化痰，"主胸中瘕热逆气"；半夏燥湿化痰，消痞散结，"消痰涎，开胃健脾，止呕吐，去胸中痰满，下肺气，主咳结……气虚而有痰气，加而用之"；薏苡仁健脾渗湿，清热排脓，"主肺痿肺气，吐脓血，咳嗽涕唾上气，煎服之破五溪毒肿"；桔梗宣肺，祛痰，排脓，"利五脏肠胃，补血气，除寒热、风痹，温中消谷"；葶苈子可用至30g，以泻肺平喘，行水消肿，"主癥瘕积聚结气，饮食寒热，破坚逐邪，通利水道"。

（二）补肾纳气

肺主通调水道，肾为主水之脏，通过肺之宣发肃降功能将津液布散至全身，部分水液下达至肾，肾通过蒸腾气化作用，升水液之清者于肺，且水液代谢离不开肾气、肾阳的作用与调控，故中医认为肺为水之上源，肾为水之下源。综上，肺肾阴阳相资，共主呼吸，协调津液输布与代谢，经络相连，在生理方面密切相关。故治疗肺癌时也当使用补肾纳气之品，方以金水六君煎加减，若肾阳不足症见畏寒怕冷、腰膝酸痛、腰背冷痛、小便清长者，可用干姜、附子温阳化气；若肺阴亏虚症见干咳、口干咽燥、盗汗者，可用玄参、百合滋阴润肺。

（三）身心同调，宣肺化痰

肺主一身之气，肺气宣发以升清，肃降以降浊，清浊升降有序，气机流通顺畅，若肺气不宣则清气不升，浊气不降，清浊混杂一处，可致上下不交而郁。《素问·宣明五气》云："精气并于肺则悲。"肺为情志之节，肺藏魄主忧。肺癌患者在得知病情后易产生情绪低落，情志不畅会影响肺的宣降功能，使肺气闭塞而郁，而服用抗肿瘤药物可能出现皮疹、情绪紧张烦躁。肺在体合皮毛，与大肠相表里，故这些不良反应与肺关系密切。治疗时可以宣肺以解郁，以麻杏石甘汤加减，有皮疹者辅以金银花、菊花清热解毒；情志低落者可配伍逍遥散疏肝解郁；失眠者可配伍合欢花、合欢皮解郁安神。

水液依靠肺之宣降功能输布全身，若肺气不宣则津液凝而不流，积水成饮，饮聚为痰，痰饮作为病理产物也会影响气机升降，而朱丹溪言"怪病多痰"，情志疾病与痰密切相关。因"病痰饮者当以温药和之"，且温阳可助散郁，治疗时可以温肺化饮，以苓甘姜辛五味汤加减，若肺气亏虚症见气短、乏力者可加人参、冬虫夏草以培补肺气；也可加用白英、金荞麦、蜂房以抗癌解毒。

（四）益气补虚抗缺氧

高原肺癌患者因海拔、气候等原因，体质多气虚，故当加用抗缺氧药物，如红景天、枸杞、黄芩等。有研究发现受试者服用红景天后，再次暴露于低压缺氧环境时，受试者体内的多巴胺、去甲肾上腺素、肾上腺皮质激素含量下降，肾上腺素含量升高，并且能提高机体在高海拔缺氧条件下的劳动能力。还有研究发现红景天苷可以减轻 H/R 对乳鼠心肌细胞造成的损伤，其作用途径主要是通过减少心肌细胞的凋亡，保护心肌细胞线粒体功能来实现的。枸杞多糖对慢性间歇性缺氧（CIH）诱导的空间记忆缺陷具有神经保护作用，枸杞多糖的抗氧化和抗炎特性对于 CIH 诱导空间记忆缺陷的神经保护是至关重要的，因为枸杞多糖可以调节活性氧和抗氧化酶的水平以拮抗 CIH 诱导的氧化应激，同时还抑制了 CIH 诱导的炎症。研究发现黄芩苷能抑制缺氧性肺动脉高压条件下 I 型胶原的形成，并且对 I 型胶原的积累有着至关重要的作用，因此可用黄芩苷治疗缺氧性肺动脉高压以及预防缺氧环境下肺动脉重塑。黄芩苷给药可抑制肺动脉平滑肌细胞（PASMCs）增殖，肺动脉高压的特征主要是 PASMCs 的增殖，因此黄芩苷可以预防由慢性缺氧引起的缺氧性肺动脉高压。

由于高原特殊的地域气候及人体体质以肺脾肾气虚兼痰瘀为主的特点，结合肺癌病因病机及辨证论治原则，临床在治疗肺癌时在培土生金法的基础上加用具有抗缺氧作用的如红景天、枸杞子、黄芩、冬虫夏草、人参等药，通过温阳益气、扶正祛邪，修复心肺功能，提高机体的抗缺氧能力，从而提高临床疗效。

从脾肾论治大肠癌

大肠癌包括结肠癌与直肠癌，是常见的恶性肿瘤。2020年全世界大肠癌新发病例193.1万，占所有恶性肿瘤发病数的10.0%，居第三位；死亡病例93.5万，占所有恶性肿瘤死亡数的9.4%，居第二位。我国大肠癌发病率为17.81/10万，东南沿海地区明显高于北方。近20多年来，世界上多数国家大肠癌发病率呈上升趋势，可能与生活水平改善、饮食结构西化有关，我国大肠癌发病率上升趋势亦十分明显。大肠癌的发病率在40岁以后明显升高，50岁以后发病的约占98%，患者确诊时的平均年龄为60~64岁。西医治疗本病以内镜下治疗、手术治疗、化疗为主。

本病属中医"脏毒""锁肛痔""肠结"等范畴。

一、中医病因病机

（一）正虚为本，脾肾阳虚

正气虚弱在疾病发病过程中起主导作用，《黄帝内经》所谓"正气存内，邪不可干""邪之所凑，其气必虚"。肿瘤乃可见之物，属性为阴，其形成常与阳气不足、寒凝瘀滞有关，《灵枢·百病始生》云："寒邪留而不去，传舍于肠胃之外，募原之间，留着于脉，稽留而不去，息而成积。"《灵枢·水胀》更谓："寒气客于肠外，与卫气相抟，气不得荣，因有所系，癖而内著，恶气乃起，瘜肉乃生。"大肠癌的发生、发展也不例外。多数患者在术后或放疗、化疗后出现的大便稀溏、肠鸣腹胀、手足不温、少腹冷痛等症状，往往与脾肾阳虚有关。而且长期在高原工作和生活的人们，由于高原气候寒冷，更易出现肾阳虚。因此，大肠癌只是脏腑功能紊乱引起的局部表现，它的发病根本源于脾肾阳虚，人体气化和温煦功能受损，久之邪实聚集，形成肿块。

（二）邪实为标，湿毒为患

大肠癌的发生发展是由虚致实、因实更虚、虚实夹杂的过程。阳虚则内寒，湿邪内生，且寒性收引，血液不能正常运行则凝而成瘀。《素问·调经论》曰："寒独留，则血凝泣，凝则脉不通。"寒、湿、瘀阻滞日久能成毒，部分大肠癌患者嗜好肥甘厚味，饮酒无度，如此肠道局部积热日久亦能生毒。《诸病源候论》有"恶核者……此风邪挟毒而成"，《灵枢·百病始生》"温气不行，凝血蕴里而不散"指出"风邪挟毒"和"凝血蓄里"均易生肿瘤。《中藏经》亦云："夫痈疽疮肿之所作也，皆五脏六腑蓄毒不流则生矣。"提出"脏腑蓄毒"可能产生肿瘤。大肠癌患者整体辨证属于脾肾阳虚，阳虚则不能温运，不能化湿，肠道局部的寒、湿、瘀、毒相互胶结、转化，共同导致大肠癌的发生、发展。

二、治则治法

（一）温脏清肠，标本兼治

治病必求其本，脾肾阳虚就要温肾健脾，在大肠癌的治疗上重视温阳散寒，即温脏之法。《素问·调经论》云："血气者，喜温而恶寒，寒则泣而不能流，温则消而去之。"临床上大肠癌术后采用放化疗的患者，此时邪实已祛，多为正气不足，若一味采用清热解毒法，予以大剂苦寒清泻之品，则易适得其反。清代王洪绪在《外科证治全生集》中已指出："世人但知一概清火以解毒，殊不知毒即是寒，解寒而毒自化，清火而毒愈凝。"所以，大肠癌的治疗整体上要温，治以温肾健脾，祛寒化湿，常用附片、桂枝、肉苁蓉、当归、黄芪、肉桂、吴茱萸等药，即是例证。大肠癌患者肠道局部寒、湿、瘀等邪气阻滞，日久形成蓄毒，亦能生热，然此毒热并非大剂清热解毒、寒凉攻下之药所能治。温脏的同时需兼顾清肠，寒热并用乃是标本同治之法。临床在大剂温药之中，配合少量黄连、薏苡仁等苦寒之药以清肠解毒。温脏清肠，以温脏为主；寒热并用，以寒药佐助。治疗大肠癌的基本思路充分体现了扶正祛邪、标本兼治的思想。

（二）分期用药，顾护胃气

根据大肠癌本虚标实的病机特点，提出分期用药、顾护胃气的辨治方法。手术前、化疗前的患者往往邪气方盛，而正气亦不衰，治疗应以攻邪为主，扶正为辅。术后患者常正气大伤，治疗当以扶正为主，攻邪为辅。

对于化疗期间的患者，以顾护胃气、防治不良反应为主：早期以温中止呕、健脾化湿为主，以小半夏合参苓白术散加减，顾护后天之本而防治胃肠道反应；中后期以温肾健脾、补气养血为主，以八珍汤合右归丸加减，顾护先天之本而防治骨髓抑制等药物引起的副作用，使机体正气得以恢复。对于脾胃气虚、疲乏乏力者，可用黄芪、白术健脾益气。

对于放化疗后偏阴虚伴见口干舌燥者，可用沙参、玄参滋阴；伴有腹部胀满者，可用枳壳、厚朴理气和胃；伴舌苔白腻、身体困重者，可三仁合用健脾渗湿；伴有纳食不佳者，可用鸡内金、炒麦芽消食和胃；伴有睡眠不佳者，可用合欢花、合欢皮解郁养血安神。在手术、化疗等治疗都结束后仍要坚持中医治疗，扶正同时兼顾祛邪之剂以防癌肿复发、转移。

中医治疗要贯穿大肠癌治疗的整个过程，全程参与。无论患者病程处于任何时期，辨治时均应以顾护胃气、健脾利湿、祛瘀解毒为主，临证时可用温胆汤、三仁汤、葛根芩连汤随证加减。

大肠癌的发病根本在于脾肾阳虚，湿浊不化，邪实集聚，久之形成肿块。在病变过程中，表现为本虚标实，初期以邪实为主，后期则多见正虚或虚实夹杂。治疗在温肾健脾基础上，加用化湿祛瘀、清热解毒、泻实补虚之药，随证加减，在临床中可有事半功倍之效果。

分期论治乳腺癌经验浅析

乳腺癌系源于乳腺上皮组织的恶性肿瘤，女性乳腺癌的发病率和死亡率在世界和我国都居于首位。乳腺癌发病率在世界上有较为明显的地域性差异，美国和北欧为高发地区，东欧和南欧以及南美次之，东南亚国家的发病率较低，但发达国家的死亡率较低。我国乳腺癌发病率城市高于农村，一线城市高于二三线城市。西医治疗本病以手术、放化疗、靶向药物、内分泌治疗为主。

乳腺癌属于中医"乳岩""乳石瘤"等范畴。

一、中医病因病机

（一）肝郁为核心病机

《冯氏锦囊秘录·带下门诸论·乳证》中论述乳岩的病因病机为"忧怒抑郁，朝夕积累，脾气消阻，肝气横逆，气血亏损，筋失荣养，郁滞与痰结成隐核"。乳腺癌或因情绪怫郁、气机郁结，或因肥甘厚腻、痰湿壅阻，或因天癸衰竭、五脏失养、寒凝血瘀，致经络之气不得通畅而发。本病病位在乳房，与肝脾肾三脏相关，病性虚实夹杂，基本病机为肝气郁结，脾肾虚弱，夹杂气滞、痰凝、血瘀、毒结，其中肝郁贯穿疾病始终。因女子以肝为先天，乳腺为肝经循行之处，肝主疏泄，疏通、畅达气机，若肝失条达，疏泄失常，则气机郁滞不畅，致痰湿、瘀血凝聚，久郁则化为癌毒。而这与西医学认为乳腺癌与抑郁呈高度相关的观点一致。

（二）气、痰、瘀为主要病理因素

乳房作为气血、乳汁流通的管腔，从生理结构来讲当以通为用，气血、乳汁运行其中，气机畅达，功能才能正常发挥。同时，机体生理活动也以气血流通为贵，气为血帅，气行则血行，气机畅达，则乳络通畅，病理产物不会轻易堆积；反之，若气机壅塞，瘀滞则生，津血不行，则化痰生瘀，痰瘀互结，阻于乳络，形成包块，发为乳癌；或气血亏虚，运行无力，气机瘀滞，津血运行受阻，亦结为痰核包块，发为乳癌。综上，乳腺癌的发病与气、血、津液的运行受阻而产生的病理产物有关。这些病理因素的产生和脾胃有着十分密切的联系。脾胃为后天之本、元气之本，气血都赖其化生，调控着人体气机的升降。一旦脾胃功能损伤，机体气血津液的生化及运行都会受到严重影响，气血化生无力，元气得不到充养，气不盛则血运无力，血行缓慢，留着为瘀。脾胃失运，水液得不到正常的输布和运转，则痰浊内生，或阻滞气机运行，与瘀血胶着在一起，极易形成有形产物，阻滞乳络，结为痰核，发为乳癌。

二、治则治法

分期论治见效佳

本病的基本治疗原则是扶正祛邪，攻补兼施，重在疏肝理气、养肾护脾。其在临床中使用辨证与分期相结合的思路，针对乳腺癌术后恢复、放化疗、晚期等不同的治疗时期分别辨证治疗，从而充分发挥中医药增效减毒的作用。

1. 术后以补中益气、疏肝解郁为先，攻邪为辅

早期患者正盛邪弱，气滞痰瘀闭阻经络，气机不通，故临床可见乳房胀痛、胁肋胀闷、烦躁易怒、口苦、头昏、苔薄白

或厚腻、脉弦滑等。临床多采用手术治疗，同时辅以柴胡疏肝散以疏肝解郁。在术后应补养气血以促进病情恢复，可服用八珍汤类方药。

乳腺癌多因忧思郁怒所致，忧思伤脾，则脾虚气陷，郁怒伤肝，肝失条达，则气机壅塞。李杲《脾胃论》中提道："阳本根于阴，惟泻阴中之火，味薄风药，升发以伸阳气，则阴气不病，阳气生矣。"治疗上采用"用辛甘之药滋胃，当升当浮，使生长之气旺"。在甘温益气之品的基础上配伍辛散的风药，诸如防风、荆芥，借用风药清扬舒达、升散走窜的特性，一方面起到升发脾阳、补中益气的作用，另一方面具有解散郁结、布津行血的作用。利用风药振奋脾之阳气，改善脾气郁陷的病变。近代著名医家蒲辅周也认为："阳气以通为补。"阳气不足则运行迟滞，补气当配阳动之味，气虚未及阳虚者，如配附子、肉桂之类温阳药，反而助火损伤元气，而配合轻剂量性温和的风药助阳颇为适宜，谓"风能壮气"。在乳腺癌的治疗中，巧妙地运用升阳补中与风药宣散两法，使脾胃升降之机恢复，同时又能借助风药清扬舒达、升散走窜的特性，布散气机，化瘀消积，避免传统使用行气活血药物耗损正气的弊端。

伤口愈合后，宜予虫类药如全蝎、土鳖虫等攻毒散结，以祛除残余经络之邪。现代药理研究表明，全蝎能有效逆转肿瘤细胞的多药耐药，还可抗肿瘤细胞转移，免疫调节。土鳖虫又名䗪虫，归肝经，性咸寒，亦可逐瘀破积，通络理伤。若遇乳腺癌术后血脉闭塞、瘀血内停的患者，酌情运用土鳖虫、制大黄等，取《金匮要略》大黄䗪虫丸之意，消瘀热，养血阴。全蝎能息风止痛，解毒通络，用于治疗风淫湿痹、疮疡肿痛。对于乳腺癌放化疗后上肢活动受限、筋节挛痛的患者，全蝎配伍络石藤以搜风通络，并嘱患者积极进行上肢康复锻炼；若伴口眼㖞斜等症状则用牵正散，全蝎加僵蚕以祛风化痰止痉。

2. 化疗期补益脾肾

化疗患者脾肾损伤，运化不足，气血亏损，阴液耗损，正虚邪盛，治疗上应注重补益脾肾，以扶正为主兼以祛邪。此时，中医药如何减轻化疗的副作用显得尤其重要。

《素问·六元正纪大论》曰："衰其大半而止。"针对放化疗患者，治疗需注重固护脾胃，以补益脾肾为主，祛邪为辅，方以二仙汤加减。此期患者临床表现为神疲乏力、少气懒言、舌淡苔薄白、脉细，多选用太子参、黄芪、山药益气健脾；患者经间期出血、口苦咽干、腰膝酸软、舌淡苔薄白、脉沉细，常选用墨旱莲、女贞子调和冲任；肢体肿胀者，加泽泻、猪苓利水消肿；咳嗽、咳痰者，加桔梗、紫菀宣肺止咳。

3. 放疗期清热解毒

放疗患者素体多癌毒瘀热，加之放疗为火毒之邪，易耗气伤阴，日久则正气亏虚。治宜清热解毒，以减轻放疗副作用为主，予仙方活命饮加减辅助五味消毒散外用，常配伍山慈菇、大青叶、马齿苋等；放疗后阴液亏损，症见口干咽燥、盗汗、五心烦热者，予天花粉、石斛滋养阴液，清退虚热。现代药理研究表明，山慈菇中含有秋水仙碱等多种生物碱，可促进癌细胞的凋亡；大青叶含有丰富的抗肿瘤有效成分，可针对性抑制肿瘤细胞生长及肿瘤细胞 DNA 合成；马齿苋中富含甜菜红素，可减轻放疗对骨髓抑制、免疫功能、肝功能的损伤，起到减毒增效的作用。

4. 晚期补益气血

晚期患者脏腑功能衰退，邪盛正虚，此时病程长，病情重，病症复杂。其主要表现为乳腺肿块、疼痛、溃疡、出血、乳头溢液、糜烂或皮肤凹陷、腋窝淋巴结肿大，以及消瘦、纳差等全身症状。此期以气血不足为主，病久损伤脾阳，伤及肾脏，血虚日久，阴液暗耗，导致肝肾阴虚。而且气血亏虚，无法推动气血运行，痰瘀互结，气血不足，故治宜补益精血，益精填髓，常选用紫河车、鳖甲、肉苁蓉、阿胶等血肉有情之品。若出现脏器转移者，治疗以健脾养胃、平调阴阳为主，重在改善患者生活质量，减轻患者痛苦。可加用白术、太子参增强健脾益气之力，再根据转移部位以及气血阴阳衰弱程度对症治疗。如上肢水肿者，加茯苓、瓜蒌皮通络利水；脾虚纳差者，加炒鸡内金、建曲消化食积，促进脾胃运化；腹部气滞胀痛者，加大腹皮、醋延胡索行气止痛；呕苦逆酸者，加竹茹、旋覆花等降逆止呕；自汗、盗汗者，加五味子、浮小麦止汗敛汗；痰多咳嗽者，加枇杷叶、浙贝母止咳化痰；关节活动不利者，加丝瓜络、牛膝强筋健骨，疏通经络。

5. 日常调护

乳腺癌的发生发展与正气的强弱最为相关。因此应补充营养，充实精气，适当运动，劳逸结合，以增强人体正气，避免外邪的侵袭。乳腺癌发病与情志失调关系密切，故保持心情愉快对防治本病有重要意义。临床应加强医患沟通，倾听患者的诉求，积极对患者进行心理疏导，帮助其树立战胜疾病的信心。同时调整患者日常生活，培养良好的生活饮食习惯，做到饮食有节、起居有常，促进疾病康复。

辨治食管癌的经验撷菁

食管癌是发生于食管黏膜上皮的恶性肿瘤。我国是食管癌高发国家，年发病率为 11.28/10 万，年平均死亡率为 8.36/10 万。食管癌的流行病学特点：①明显的地区性差异。食管癌在我国分布很广，但各地的发病率和死亡率差别很大，在河北、河南、江苏、山西、陕西、安徽、湖北、内蒙古、新疆、四川等省的部分地区形成了许多高发区，其发病率和死亡率在各种肿瘤中高居首位。国外在中亚、南非、法国北部以及中南美地区也有较集中的高发区，高发区与低发区之间的发病率可相差数十倍。②年龄差异。食管癌的发病率随年龄增加，30 岁以下的人少见，80% 发生在 50 岁以后，50～69 岁为发病高峰年龄段，而且占全部食管癌死亡患者的 60% 以上。高发区人群食管癌死亡年龄比低发区提前 10 年左右。③性别差异。食管癌发病男性多于女性，我国男女性别比例为 (1.3～2.7)：1，地区不同，性别比例也不一样，一般高发性别比例较小。④种族差异。不同民族食管癌的发病率有明显差异，可能与生活习惯有关。如我国新疆哈萨克族居民的食管癌发病率较高，苗族最低；美国黑人高于白人。⑤食管癌具有阳性家族史和家族聚集性的特点。西医治疗本病以内镜下治疗、手术、化疗、靶向药物治疗为主。本病属中医的"噎膈"病范畴。

一、中医病因病机

(一) 脾气虚弱是发病基础

临床食管癌发生多以中老年为主，随着年龄的增大，正气逐渐亏虚，机体防御能力下降，易遭外邪侵袭，癌毒积聚，以致罹患肿瘤。《金匮翼·膈噎反胃统论》曰："噎膈之病，大都年逾五十者，是津液枯槁者居多。"食管癌属于正气亏虚，而其主要表现为脾气亏虚，因脾为后天之本，气血生化之源，若脾胃虚弱，化源匮乏，必致机体正气不足，正如张景岳云："脾胃不足及虚弱失调之人，多有积聚之病。"就临床而言，肿瘤患者大都存在不同程度的免疫功能低下，再加上多数患者接受手术或者放化疗治疗，进一步损伤脾胃，耗伤正气，无法与癌毒相抗衡。因此脾气虚弱是食管癌的主要发病基础，贯穿疾病发展的始终。

(二) 痰瘀互结，癌毒内蕴是病机关键

肿瘤的主要病机是全身属虚，局部属实，正气虚弱是形成肿瘤的内在因素，而局部癌瘤则是在正虚的基础上形成的。脾气虚弱，失于健运，痰浊内生，阻碍气机，瘀血内停，痰浊与瘀血相搏结，阻塞食道，积聚成有形之肿块，故见吞咽困难，饮食难下。痰浊与瘀血胶结日久，蕴而化热形成癌毒，癌毒是恶性肿瘤的主要致病因素，在疾病的发展过程中起着决定性作用。癌毒形成以后又作为新的致病因素作用于机体，进一步耗伤人体正气，导致脏腑功能衰弱或失调，影响气血津液的运行与输布。正气亏虚，无力与癌毒抗衡，而癌毒愈强，愈易耗伤正气，如此反复形成恶性循环，终致邪气亢盛、正气极虚的局面。

二、治则治法

（一）顾护脾胃，扶正祛邪

《医宗必读》曰："积之成者，正气不足，而后邪气踞之。"中医通过扶正可以增强体内的正气，以达到养正除积的目的。因脾胃虚弱是食管癌发生的病理基础并贯穿疾病发展的始终，所以益气健脾、扶正固本是治疗食管癌的主要原则。脾胃为后天之本，脾胃运化功能正常，才能确保气血生化之源不竭，从而增强机体的免疫力，提高机体的抗癌能力。同时食管癌接受化疗的患者经常出现恶心呕吐、食欲不振等消化道症状，通过健运脾胃，既可以减轻放化疗的副反应，也为后续的治疗提供保障。临证以益气健脾除湿为要，选用四君子汤，恶心呕吐者配合红景天、陈皮理气化浊；乏力、面色少华、腰膝酸软者配合黄精、鸡血藤补肾养血生血。

（二）化痰逐瘀，软坚散结

食管癌为本虚标实之证，正气虚弱是食管癌发病的病理基础，而痰浊、瘀血、癌毒是在此基础上形成的致病因素。食管癌患者主要表现为饮食梗阻、吞咽困难、呕吐痰涎，甚至胸骨后疼痛，主要是由于痰、瘀、癌毒互结于食管所致，所以对于食管癌的治疗常采用化痰逐瘀、软坚散结的方法以祛除有形实邪。常用半夏、胆南星化痰；同时化痰必理气，气顺则痰消，予香附、枳实、紫苏梗理气；活血化瘀常用川芎、丹参、麝香改善微循环，阻止癌栓形成；软坚散结则选用牡蛎、夏枯草。现代研究表明，麝香酮可延长局灶性脑缺氧状态下实验动物的存活时间，对脑缺氧损伤具有保护效应，同时也有抗肿瘤作用。

（三）清热解毒，消癌抑瘤

痰浊、瘀血是食管癌的主要致病因素，痰瘀互结是食管癌临床常见证型，痰瘀胶结日久，必然化热蕴毒。癌毒内生，浸润腐蚀食管，患者出现胸骨后灼热疼痛，进热食后加重，因此临床常用清热解毒之品，如白花蛇舌草、半枝莲、连翘等。此外对于食管癌的治疗注重辨病与辨证相结合，在辨证的基础上，结合现代药理研究，重视抗癌中药的灵活应用，以期获得更好的疗效，临床常选用露蜂房、重楼、白英、金荞麦、藤梨根、苦参等药物。

（四）注重中西结合

随着医疗技术的发展，临床治疗食管癌的手段获得了极大的丰富。应充分发挥中西医结合治疗食管癌之优势，制订最能让患者获益的治疗方案。如患者处于食管癌早期，有手术指征，则以手术为先，不可贻误手术最佳时机，术后行中医药治疗，以八珍汤合逍遥散为主方，酌情加用益气养血之品；化疗期间以益胃汤为主方，加用健脾和胃之品；化疗间歇期，以六君子汤为主方，加用益气养胃之品。此外，还应结合患者的临床症状及检验指标，选用相应药物，如恶心呕吐加代赭石、旋覆花降逆止呕；食欲不振加炒鸡内金、炒麦芽消食化积；口干明显加生地黄、麦冬滋阴生津；贫血加鸡血藤活血补血；白细胞降低加生黄芪、山药益气健脾；肿瘤骨转移加补骨脂、骨碎补补肾强骨。

（五）强调三因治宜

用药注重因人、因时、因地制宜，正如《素问·五常政大论》曰："能毒者以厚药，不胜毒者以薄药。"年轻、形体壮实者气血充沛，筋骨强健，在拟方中攻邪药种类较多，用量亦较大，如将白花蛇舌草、白英、金荞麦同用，药量酌情增加；对于年老、病期较晚者，气血亏虚，生机减退，抗癌药不过2味，且用量较轻。

《素问·六元正纪大论》云："用寒远寒，用凉远凉，用温远温，用热远热，食宜同法。"在春夏阳气旺盛之时用热药，则味少量小，并且佐以藿香、佩兰等芳香化湿之品；在秋冬阴气旺盛之时用寒药，亦味少量小，并佐以炮姜、吴茱萸等温运之品。

因地制宜在青海尤为重要，青海地处青藏高原东北部，寒冷、缺氧、干燥是高原最主要的气候特点，对高原环境影响机体的因素及作用机制的研究主要集中在低温度、低湿度、低气压以及太阳强辐射等因素，其对人体的影响是非特异性而广泛的，其中缺氧是造成高原病的最主要原因，人体血流速度随海拔的升高而减慢，血流变学发生了"浓""黏""聚"的一系列变化，导致微循环血流发生障碍。由此造成组织细胞的物质及气体交换不足，久之高原人群由生理代偿进入病理过程，人体胃肠运化功能同样发生紊乱，造成水谷精微物质不能正常输布，出现纳呆少食、腹胀、恶心呕吐等一系列症状。故使用具有抗缺氧作用的中药能更好地改善患者病情。如红景天，现代药理研究表明红景天有抗疲劳、抗缺氧的作用，能降低心肌乳酸、脑乳酸的含量，改善心脑等重要脏器中药有氧代谢过程，临床上用于促进机体对急性缺氧环境的适应。红景天能增强机体清除自由基的能力，阻止过氧化反应，增进细胞的代谢与合成，促进细胞的生长增殖，纠正人体 5 - 羟色胺（5 - HT）含量达到正常水平，通过脑 - 肠 - 神经内分泌轴调节，促进机体胃肠功能运行，从而改善患者恶心、呕吐等症状。

中医的本质是辨证论治，证是机体在疾病发展过程中某一阶段的病理概括。根据食管癌患者病程不同，使用顾护脾胃、扶正祛邪、化痰逐瘀、软坚散结、清热解毒、消癌抑瘤之法，同时注重中西结合，因地制宜，使早中期食管癌患者的生活质量得到提高，晚期患者达到"带瘤生存"、延长生存期的效果。

治疗胰腺癌经验介绍

胰腺癌是一种恶性程度较高、发展较快的消化道肿瘤。胰腺癌在初期无明显症状,不易得到确诊,早期诊断比较困难。由于胰腺的解剖位置及丰富的淋巴与静脉回流,胰腺癌极易侵犯周围组织器官,发生远处转移。所以胰腺癌确诊时大都属晚期,生存时间短,疗效差。原发性胰腺癌占所有肿瘤的 1%～2%,以头部最为常见,约占 67.9%,体、尾部次之,约占26.3%。2019 年全美胰腺癌预计新发病例数为 56770 例,死亡病例数为 45750 例,总体 5 年生存率仅为 9%,居恶性肿瘤死亡排行第 3 位。中国国家癌症中心最新统计数据显示,胰腺癌的发病率已经上升至第 9 位,死亡率位列第 6。发病者以40～60 岁最为多见,发病者男性多于女性。西医治疗本病以手术、化疗为主。本病属于中医学"伏梁"的范畴。

一、中医病因病机

(一) 正气亏虚

《内经》中早就指出"虚邪不能独伤人,必因身形之虚而后客之",阐明了正气充盛与否是一切疾病发生、发展的关键。《难经》提出的"五积"是有关"积聚"病名的最早记载,《难经·五十五难》曰:"故积者,五脏所生;聚者,六腑所成也。"指出积聚的形成是由于正气受损、脏腑功能失调所致。隋代《诸病源候论》中提道:"积聚者,由阴阳不和,脏腑虚弱，受于风邪，搏于脏腑之气所为也。"也认为正虚方能致邪。疾病所处的阶段不同，正虚邪实亦有轻重之别。清代《外证医案汇编》云："正气虚则成岩。"更是明确地指出了正虚是积成的关键。《素问·经脉别论》曰："勇者气行则已，怯者则着而为病也。"本病的演变与体内正气有关，此时攻邪固然需要，但扶正却是治疗该类型疾病的重中之重。明代张景岳谓："凡脾肾不足及虚弱失调之人，多有积聚之病。"故脏腑功能逐渐失调，会产生一系列病理变化，内外相合，聚而生积。胰腺癌患者体内正气或因久病或因化疗而严重亏虚，而脾虚肝郁亦为胰腺疾病发生发展之根源。《医宗必读·积聚》曾提出分初中末三个阶段的治疗原则很有实际意义，认为"初者，病邪初起，正气尚强，邪气尚浅，则任受攻；中者，受病渐久，邪气较深，正气较弱，任受且攻且补；末者，病魔经久，邪气侵凌，正气消残，则任受补"。所以临床应根据病史长短、邪正盛衰、伴随症状，辨明虚实主次。古人云"养正积自除"，指的就是通过培补正气，达到不用消瘤而瘤自除的目的。

（二）肝郁脾虚

肿瘤的发生发展与人体自身正气关系十分密切，随着年龄渐增，气血阴阳渐损，肝肾亏虚，脾肾功能渐弱。此种情况下，导致机体先后天皆不足，则正气必虚。正气虚损，则无力抵御外邪和内生之积。同时，癌肿的发生、发展亦是一个邪正相争的过程，癌瘤一旦形成、生长，会进一步耗损正气，正不遏邪则助长了癌瘤的发展，而正能胜邪则有可能抑制癌瘤的发展。对于肿瘤治疗的关键问题，就是如何既能消灭癌肿，又要做到尽可能不伤正气。

胰腺为脾经所辖，从属消化系统。中医典籍中，最先论述胰腺组织的是《难经》，书中称为"散膏"。《难经·四十二难》曰："脾重二斤三两，扁广三寸，长五寸，有散膏半斤，主裹血，温五脏，主藏意。"叶霖《难经正义》中称胰为"甜肉"，曰："胰，附脾之物……或名之甜肉云。"民国医家陈无咎提出"胰为脾之大络""散膏为胰液"的观点，鉴于当时中医学者在脾和胰相关性及消化功能方面的认知，提出了影响至今的脾胰之论，即胰腺为脾经所属，胰脾在消化方面协同作用，中医之脾包括胰与脾（西医学）两个脏器的功能。

胰腺癌属于难治性疾病，病机变化多端，病情较为复杂且进展较为迅速，预后较差。《伤寒论直解》云："厥阴者，两阴交尽，阴之极也。阴极阳生。"因此，厥阴处于"阴尽阳出，阴中含阳"的关键阶段。病邪伤及厥阴，则阴阳转化之机失常，阴成形有余，阳化气之力不足，成形而不能化气，则为异形之物，尤与肿瘤之证极其相似。足厥阴肝经的经络循行起于大趾，循足跗，上内廉，循股阴，入毛中，过阴器，抵小腹，挟胃，属肝，络胆，上贯膈，注肺，布胁肋，循咽喉，连目系，环唇内，上至额颠。其间交太阴而通三阴经，交阳明而通三阳经，交督脉而通奇经八脉。综上，肝经循行与太阴脾经所属之胰密不可分。厥阴之阴阳转化之机是否有序亦为积聚生成之关键。胰腺疾病的发生与肝脾二脏的功能失调有着密切的关系。胰腺肿瘤的发病机制亦不外乎湿热、瘀毒、正虚，肝之疏泄、脾之健运功能的失调则是产生这些病理因素的源头。饮食、外感、情志等因素均可伤及脾胃，脾虚则失运，湿浊内生，湿郁久则化热，热毒内蓄。情志失调也会导致气机不畅，气滞血瘀，湿热瘀毒内结而成块。其本在脾虚，正气不足，标在湿热、瘀毒之邪内聚。因此，肝郁脾虚是胰腺肿瘤的病机根本，疏肝健脾、扶助正气则是治疗胰腺肿瘤的基本法则。

二、治则治法

（一）扶正温阳贯穿始终

胰腺癌的发生、发展与正气亏虚关系紧密，根据"衰者补之"的原则，在治疗中要注重扶正培本。扶正培本思想是中医治疗肿瘤的根本，是肿瘤的重要治法。中医治疗肿瘤不能只是针对中晚期肿瘤，或者是西医治疗用尽后的替代治疗。中医介入肿瘤治疗的时间要前移至早期手术前后，为手术奠定良好基础，使肿瘤得到更好的控制，取得更好的疗效。因此，在肿瘤治疗过程中无论处于疾病的早期还是中晚期，扶正培本要始终参与。早期术后扶正培本，可以起到防止复发的作用；中晚期匡扶正气，提高机体抗击癌邪能力，达到"带瘤生存"的目的。

根据正气亏损的具体表现，益气、养血、滋阴、扶阳之法灵活运用，以补气扶阳之法最为常用。胰腺癌患者气短、乏力、神疲、消瘦等气虚症状突出，因气是推动和调控脏腑生理活动的物质基础，与精、血、津液关系密切。气易生可速补，如《医学心悟》云"有形之血不能速生，无形之气所当急固"。故处方中黄芪、党参、太子参、茯苓、炒白术、甘草等补气健脾之品都是常用之药，几乎十之七八都应用了此类药物。其中尤以黄芪最常用，常用量为 30g，可根据病情递增药量至 60g。黄芪性温味甘，为补中益气要药，且能升阳举陷、益卫固表、脱毒，如《本草汇言》云："补肺健脾，实卫敛汗，驱风运毒之药。"《医学衷中参西录》记载："能补气，兼能升气，善治胸中大气下陷。"李东垣的升阳益胃汤、补中益气汤以及王清任之补阳还五汤等都是应用了大量黄芪，达到益气升阳的效果。使用大剂量黄芪可以改善胰腺癌患者乏力、气短等气虚症状，通过益气扶正提高机体抗病能力，减缓肿瘤发展。

临床中时常化裁泻心汤系列方，寒热并用，辛开苦降，以调畅脾胃气机升降之生理功能。凡见上腹部痞闷不适、胀满痛，呃逆、恶心，呕吐，口黏苦或不苦，伴或不伴腹泻，皆可化裁应用，效果俱佳，常用药物组合有姜半夏、黄连、干姜、吴茱萸、乌梅等；如果以脾失健运为主要临床症状，表现为厌油腻、口黏腻、胸闷、脘腹胀满、大便黏溏、舌苔腻，乃属湿邪困脾，需要在补脾、消食的基础上，使用苍术、厚朴、藿香以燥湿运脾；当合并腹痛时，选用郁金、乌药、延胡索起行气止痛之功；当合并腹水时，使用大腹皮、泽泻、车前子以利尿降浊。

《素问·阴阳应象大论》曰："阳化气，阴成形。"肿瘤积聚乃气滞、血瘀、痰凝之物，为有形之物，多属于阴性，故临床中大剂量应用温阳、扶阳之品对多数肿瘤患者效果良好。附子、肉桂、桂枝、吴茱萸、干姜等温阳之品在临诊中时常应用，阳动而散，可以温煦推动气血津液的运行，协助行气、散瘀、化痰。以附子的应用最有特点，使用量为 10~30g，阳虚怕冷明显患者用量都在 20g 以上，可以快速地改善临床症状，起到化气消瘤的目的，而肉桂一般用 3g，起到引火归原的作用。

（二）泻实补虚是散结消瘤之关键

健运脾胃同时注意疏肝养肝，以防止肝对脾的过度克伐，以达到扶正治癌之目的。而胰腺癌的形成是气滞、血瘀、痰阻共同作用的结果，以气滞为要。肝气郁结促进肿瘤的形成和发展，"气能行血"，气机郁滞不通不能推动血液的运行会导致瘀血阻滞于内；"气能行津"，气郁会导致"气不行水"，同时"血不利则为水"，二者相互促进导致水湿痰阻于内。保持肝气舒达有利于活血化瘀、化痰散结，故疏肝理气是祛除病理产物、控瘤消瘤的基础。

在胰腺癌的治疗中要特别注重疏肝解郁法的运用，常用逍遥散、柴胡剂等加减疏肝调肝，常用药有柴胡、香附、枳壳等疏肝解郁。肝体阴而用阳，在疏肝解郁的同时注意固护肝脏之阴血，防止过用辛散劫伤肝阴，加用白芍、生地黄、熟地黄等滋养肝阴。同时，加强心理疏导也很重要。多数肿瘤患者情绪抑郁，多思善虑，伴随胸胁胀满、善太息、乏力、不明原因身痛，这些都是郁证的表现。临诊中除给予药物治疗外还应嘱咐家属帮助患者解开心结，正确、合理地认识疾病，不过分关注不必要的医学指标，只需按医嘱按时服药、定期复查即可，使其保持积极乐观心态，回归正常生活状态。

治疗放化疗后鼻咽癌经验琐谈

　　鼻咽癌是我国常见的恶性肿瘤之一，华南、西南地区发病率高。鼻咽癌的发病因素至今尚未完全明确，可能与 EB 病毒感染、遗传因素、进食腌制食物和空气环境等有关。鼻咽腔解剖虽较为简单，但鼻咽邻近的结构较为复杂和重要。鼻咽癌的肉眼形态分为结节型、菜花型、黏膜下型、浸润型和溃疡型。鼻咽癌最常见颈淋巴结转移，远处转移部位的发生部位依次为骨、肝和肺等。西医治疗本病以放化疗为主。鼻咽癌属于中医学中"鼻痔""控脑砂""鼻渊"等范畴。

一、中医病因病机

放化疗后以气阴两虚为主

　　关于鼻咽癌的病机，《外科正宗》曰："郁火相凝，隧痰失道，停结而成。"《疡科心得集》曰："失营者，由肝阳久郁，恼怒不发，营亏络枯，经道阻滞。"说明肝郁化火、结痰、生瘀是鼻咽癌的基本病机特点。鼻咽癌为本虚标实之证，正气亏虚为本，热、痰、瘀、毒为标。西医治疗鼻咽癌以放化疗为主。放疗作为一种局部治疗手段，其主要照射部位为鼻咽及颈部。中医学认为，"肺开窍于鼻""咽喉为肺之门户"，放射线作为一种火热毒邪，自口鼻、皮毛侵入机体，导致热毒过盛，伤津耗气，"肺为华盖，上先受之"，肺阴首当其冲，病在上焦；热毒日久或同时接受化疗，损及脾胃，导致运化失司，病在中焦；日久火热之邪传至下焦，劫灼肝肾之阴，病在下焦。而化疗作为一种全身性治疗，其药物多数为攻伐之品，易耗伤气血。鼻咽癌患者放化疗后正气更虚，其中以气阴两虚最为多见，且临床上多表现为虚实夹杂的证候，全身属虚，局部属实。

放化疗虽属治疗方法，但其不良反应对于人体而言犹如致病因素，属于"外邪"的范畴，就其口干、咽干，甚至口腔溃疡等表现而言，当属燥邪、风热、火邪等病邪。火毒易伤津耗液，内外热毒结合，化火灼津，损伤正气，从而造成人体邪盛正虚，局部津液不足，乃至气阴两虚，故鼻咽癌放化疗后患者以气阴两虚最多见。

放化疗后火热炽盛，蕴结成毒，可形成以热毒炽盛为主的症状；热毒损伤脾胃阴液，土不生金，胃液不充又导致肺失濡润，出现肺胃阴虚；热能化火，蕴结为毒，火毒最易伤津耗液。故热毒炽盛、肺胃阴虚、津液耗伤是鼻咽癌放化疗后最主要的病因病机。

二、治则治法

（一）辨清阴阳虚实

肿瘤患者病机多为本虚标实，加上放化疗的消耗，患者多正气虚加重，可加生黄芪、生白术补气扶正。也有患者放化疗后残留热毒之邪，引起实热证的表现，需要将其与阴虚发热相区别。阴虚发热，热象汗出多见于午后或夜间，潮热盗汗或口燥咽干，虚热可见脉细数；而实热昼夜均可发热和汗出，脉多数大而有力。鼻咽部放疗后，有时口咽和喉咽部黏膜同时受损，可以出现咽干少津，甚则吞咽困难，舌红少津，苔薄而燥，脉沉细数，宜清热解毒、润燥生津，以清燥救肺汤化裁为宜；伴有肺燥干咳、痰少不易咳出者，以麦味地黄丸滋阴补肾；伴心悸失眠、腰膝酸软、五心烦热、虚烦汗出者，以知柏地黄丸滋阴清热。

在运用清热药时需要注意，同时应用具有抗癌作用的清热解毒药，如夏枯草、白花蛇舌草、半枝莲。此外，要结合脏腑辨证以用药，如肺阴津伤见口咽干燥、舌干少津、咳嗽痰黏、不易咯出，加黄芩、杏仁、浙贝母、瓜蒌、玄参；若胃热津伤见口干口苦、口臭口黏，可加用生石膏、知母、白芍等。本病临床证型比较复杂，多为虚实夹杂，补虚或清热切勿偏颇，应灵活将扶正法与清热解毒法相结合，才能收获较好疗效。

（二）滋阴不忘清肺

《素问·金匮真言论》云："开窍于鼻，藏精于肺。"鼻为肺之窍，又为外邪侵犯肺脏的道路，养肺先护鼻，鼻的通气和嗅觉也必须依赖肺气的调和。所以在治疗上，要结合肺主气司呼吸、为水之上源、喜润恶燥等特点，益气养阴，清肺利气。鼻咽癌经过放化疗后，最常见气阴两虚、内热炽盛等证，多表现为头晕目眩，倦怠乏力，大便干结，食少纳呆，舌红，苔少或无，脉细数。放射线当属中医热毒之邪，易耗津伤气，致口干、咽干、咽痛、耳闭及声嘶等，叶天士说："留得一分津液，便有一分生机。"益气养阴解毒法可有效地减轻此不良反应及放化疗后遗症，多用沙参、麦冬以养阴生津，润肺清心，可明显减轻鼻咽癌放疗后阴亏燥热的不良反应。因鼻咽癌病位在鼻，鼻为肺之窍，在滋阴的同时，应注意兼顾清肺利气，临床上多用桑叶、枇杷叶、杏仁、紫菀。杏仁可以肃降肺气，止咳润肠，恰合肺之特性；桑叶、枇杷叶清热宣肺，清透肺络，引药归经，凉润之性，清热而不伤阴，养阴而不留邪。肺为娇脏，喜润恶燥，养阴与清肺并用，使得肺阴得养，虚热渐清。

（三）通利脏腑气机

气的升降正常与否对于气、血、精、津液之间的转化起着至关重要的作用，肿瘤便是一种气血津液代谢转化失常的病理过程，因此调节气机的运行也是治疗的关键。

鼻咽部是人体呼吸及饮食摄入之门户，鼻咽部的肿瘤由于手术和放疗造成鼻咽的解剖结构发生改变，可以直接影响患者的正常饮食摄入，长期的饮食失节、脾胃失调，导致中焦气机失常，运化不利，水湿内停，久而蕴结为痰。肿瘤患者长期受病情困扰，造成情志不畅，肝气郁结，肝胃不和。《素问·举痛论》云："怒则气上，喜则气缓，悲则气消，恐则气下，惊则气乱，思则气结。"情志失调加重气机阻滞，而放化疗伤害患者正气及阴津，阴津亏虚，血流不畅，气滞也会减慢血液运行速度，导致瘀血内停，故导致痰瘀互结。因此通调脏腑气机，可以促进血行水化，减轻癥瘕积聚。

现代研究认为肿瘤是一种失衡性疾病，气机升降失调则表现在升与降的失衡，中药药性同样具有升降浮沉的偏性，可以通过药物的偏性纠正机体升降失衡以达到"以平为期"的状态。临床上多用半夏泻心汤加减通利脏腑气机，情志不畅者多加枳壳、青皮疏肝理气，大便不通者多加酒大黄通腑降气，呃逆嗳气者多加旋覆花、代赭石降逆止呃。

（四）活血增效减毒

放化疗仍是目前治疗鼻咽癌的首选方法，放化疗治疗剂量不一定与疗效成正比，放化疗结束时大多仍有局部病灶残留或发生远处转移，单纯增加剂量并不意味着预后的改善，而且经常会引起一系列不良反应，如疲乏、头晕、失眠、食欲下降、口干、咽痛等。中医药在提高放化疗疗效、减轻不良反应、提升患者生活质量等方面有其独特优势。

在增效方面，多用活血化瘀法，活血化瘀药可以改善微循环，加快血流速度，从而增加放化疗疗效。在放化疗后，则针对其出现的不良反应进行辨证论治，如纳呆者，予炒麦芽、鸡内金健胃消食；口干咽痛者，予沙参、麦冬滋阴利咽；咽痛者，加牛蒡子、蝉蜕消肿止痛；若鼻塞、涕多，加苍耳子、辛夷祛风通窍；涕血明显者，加仙鹤草、侧柏叶清热凉血止血；痰多者，加浙贝母、瓜蒌清热化痰；声音嘶哑者，加木蝴蝶利咽开音。化疗或同步放化疗易损及中焦脾胃，导致脾胃气虚，治疗则选用四君子汤为基础方健脾益气以顾护中焦，常配以运脾消食的山楂、鸡内金。久病及肾，临床多表现为腰膝酸软、耳鸣耳聋、目昏齿摇、遗精、畏寒、纳差等脾肾阳虚症状，常选用少量附子温阳补肾、肉桂引火归原、桂枝温经活络。在扶正的基础上，常选用一些清热解毒的抗癌中药以祛邪治标，如重楼、白花蛇舌草、半枝莲、苦参，邪去正自安。

在鼻咽癌放化疗后的整个治疗过程中，不仅要注意扶正祛邪，更要关注放疗作为热毒对阴津的损伤，并结合病位的特点，辨证施治，滋阴不忘清肺，通利脏腑气机，善用增效减毒药，才能获得更好的疗效。

治疗高海拔地区化疗后呕吐的经验总结

化疗引起的恶心呕吐是抗肿瘤药物常见的副反应，其发生机制与 5 - HT、P 物质有关，同时受到患者自身的情绪、精神状态的影响。西医学根据化疗后呕吐发生的时间、症状的轻重将化疗后呕吐分为急性、延迟性、预期性、暴发性和难治性恶心呕吐，并根据分类对化疗后呕吐患者采用不同的止吐方案。尽管肿瘤患者化疗前后接受了规范的止吐治疗，但仍有 2/3 的肿瘤患者在化疗后出现呕吐，尤其是接受高致吐风险的铂类化疗药物治疗的患者。化疗后呕吐的发生降低了肿瘤患者治疗的依从性，增加患者痛苦，影响治疗效果甚至导致治疗的中断，引起脱水和电解质紊乱等并发症发生。因此，寻找预防化疗后呕吐或减轻其症状的治疗措施对降低医疗费用、减轻患者痛苦、提高治疗疗效与护理质量至关重要。本病属于中医学中"呕吐"范畴。

一、高海拔地区体质特点

青海地处青藏高原东北部，平均海拔在 3000 米以上，其寒冷、缺氧、干燥的气候特点导致当地居民具有独特的体质与饮食习惯。宗气的生成与五谷精微、自然清气有关，宗气上出息道，贯心脉入阳明气街而下行，司呼吸而行气血。高原低氧环境导致机体宗气生化乏源，气虚则血不行，因此高原地区居民体质多具有气虚血瘀特点。寒冷环境导致当地居民习惯高脂、高热量饮食，过失肥甘厚味又易内生湿热。"女子六七，三阳脉衰竭于上""男子六八，阳气衰竭于上"，当年老阳衰，阳气无法运化肥甘之品，无法为机体提供热量，则出现寒邪伤阳，导致内生寒湿、阳虚的特点。青海省高原地区大通回族土族自治县居民人群中医体质调查发现：偏颇质中气虚质最多，其余为血瘀质、湿热质。综上，高原地区居民体质多具有虚、湿、瘀的特点。在治疗高原地区化疗后呕吐患者时，应根据其不同的体质特点加减用药。

二、中医病因病机

目前研究普遍认为化疗引起恶心呕吐的关键中医病机在于药毒损伤脾胃，导致中焦失和，气机升降失调，治疗上也多以益气降逆为主。而高原地区居民体质有别于其他地区，化疗后呕吐的发生机制也不尽相同。高原地区发生化疗后呕吐除了药毒影响外，还与其体质特点相关。

（一）脾肾阳虚、肝郁气滞为本

高原地区居民长期处于寒冷环境，"阴盛则阳病"，机体阳气易受外界寒气侵犯，导致阳气亏虚。《圣济总录》云"若脾胃虚冷，水谷不化，则阴阳痞隔，三焦不调，浊阴之气，不能下行，奔冲于上，故发为呕吐"，脾胃阳虚则脾胃升降气机失调，浊阴不降，清阳不升，气逆为呕。脾阳不足，无法运化水液，又易内生湿滞，湿阻中焦，中焦气机不畅，气机当降不降，当升不升，上逆则吐。

肿瘤患者常伴有焦虑恐惧情绪，肝失疏泄，横逆犯胃，胃失和降，从而发生化疗后呕吐，而高原患者宗气亏虚，致脾胃运化失司，脾胃虚弱，则肝气更易横逆犯脾，致恶心、呕吐、腹泻等症状。《类证治裁》提及："呕吐症，胃气失降使然也，而多由肝逆冲胃致之。"肝主疏泄，调节机体一身气机，肝失条达，气行不畅，易郁，易逆。

（二）湿热痰瘀为标

高原高寒地区造就了当地高热量饮食的特点，长时间高脂饮食容易导致机体湿热内盛，湿邪阻碍气机运行；火性炎上，胃热则呕；低氧环境下，自然清气不足可导致宗气生成不足，气为血之帅，气虚则血行迟缓，水液运行不畅，易成痰生瘀。《秘传证治要诀及类方·消瘅门》中根据呕吐的病因不同对呕吐进行分类，书中提及"呕与吐之辨，已于伤寒论之，然证亦不一，有寒呕，有热呕、气呕、痰呕、吐食呕、吐血、吐蛔、恶心、干呕"。

三、治则治法

高原地区的化疗后呕吐治疗不可见吐止吐，应先辨标本虚实，辨证施治，同时还需考虑高原居民的体质及饮食特点，不可过于苦寒伤阳。可以自拟方治疗化疗后呕吐，并根据不同的体质辨证加减用药。方药如下：半夏、黄芩、黄连、陈皮、生姜、人参、大枣、竹茹、红景天、柴胡、白芍、滑石、桑叶、麦芽、甘草、淫羊藿、红景天。方中用生姜温阳利水止呕；半夏味辛，散中焦痞热；黄芩、黄连味苦能降能泄，清热利湿；半夏、黄连相配，和阴阳，理气机，调肠胃；半夏、陈皮相配，祛痰化湿；滑石与竹茹清热利湿祛痰，中焦痰浊得去，气机得畅，呕自愈；化疗后呕吐病位在胃，药毒伤及中焦，总属本虚标实，方中人参、大枣、甘草味甘，补益脾胃；柴胡、白芍疏肝柔肝，使肝气条达，通调周身气机；麦芽疏肝消食；桑叶平肝疏肝，清肺润燥；高海拔地区常年寒冷，易伤人阳气，故方用淫羊藿温阳，顾护阳气，红景天补肺祛寒，祛外在寒邪。

（一）气郁质

《类证治裁》提及"呕吐症，胃气失降使然也，而多由肝逆冲胃致之"，认为呕吐发生多与肝气犯胃有关。高海拔地区因低氧寒冷易导致宗气脾阳不足，从而出现痰浊水饮蓄积中焦，阻滞气机，肝郁不舒，横犯胃腑，易出现恶心呕吐。此类患者常表现为善太息、心烦失眠、情绪低落，常采用疏肝和胃之法，在原方的基础上配予合欢花、合欢皮、龙骨、牡蛎。《本草从新》中记载合欢皮"甘平，安五脏，和心志，令人欢乐无忧"。合欢花的水煎剂具有镇静催眠作用，研究表明合欢花可以提高大鼠海马中的多巴胺，同时降低 5 - 羟色胺。《本草征要》云"龙骨多主肝病。肾主骨，故又益肾也"，《要药分剂》认为龙骨"主心腹鬼疰，精物老魅，咳逆，泄痢脓血"。现代药理研究发现，龙骨牡蛎具有镇静、抗抑郁作用，牡蛎的低分子活血物质还可以抑制肿瘤细胞的增殖。

（二）湿热质

高原饮食多为肥甘之品，久食易生湿化热。湿邪阻滞气机，可出现痞满不适；"随吃随吐谓之热"，热邪留滞胃肠。对于湿热体质、病邪从阳化热的患者，原方重用滑石配以薏苡仁、石膏，清热祛湿。《本草经集注》认为滑石"利小便，荡胃中积聚寒热，益精气，通九窍六腑津液，去留结，止渴，令人利中"。研究发现薏苡仁可以抗水浸应激性溃疡和盐酸性溃疡的形成，抑制机体炎症反应，抑制肿瘤增殖。《雷公炮制药性解》记载"薏苡仁总理湿热，故入上下五经"。《本经逢原》认为"薏苡甘寒，升少降多，能清脾湿，祛肺热及虚劳咳嗽"。《本草新编》中认为"石膏，味辛、甘，气大寒，体重而沉降也。夫石膏降火，乃降胃火，而非降脏火也"。故使用滑石、石膏、薏苡仁清热祛湿，降火止逆。

（三）气虚、阳虚质

高原高寒气候易伤人阳气，脾阳不足，无法运化水谷，痰饮水液阻滞中焦，脾胃气机升降失调；胃阳不足，无法受纳水谷，朝食暮吐，暮食朝吐；肾为阴阳根本，有温煦其他脏腑作用。外寒伤阳，先则脾胃，久则累及肾阳，下焦寒盛，寒气上冲发为奔豚。气虚、阳虚质的患者，素体脾胃虚弱，化疗药物更易损伤脾胃，导致受纳与运化失司。阳虚者气必虚，阳气不足的患者，其正气也是不足的。因此，在治疗气虚、阳虚证的患者时原方应重用生姜、淫羊藿、红景天，温阳散寒；配党参、黄芪、白术，益气健脾。《神农本草经疏》认为"淫羊藿，阳草也。甘温益阳气，辛则走而能补"，可温补内在阳气，祛外在邪寒。《本草经集注》中记载红景天"味苦、酸，平，无毒。主治大热，火疮，身热烦，邪恶气。诸蛊毒，痂疬，寒热风痹，诸不足"。淫羊藿配红景天，一者重于温阳，一者重于祛寒，攻补兼施。党参、黄芪、白术顾护中气，升提阳气。

（四）痰瘀质

肿瘤多为正气不足、痰瘀互结而成，而高海拔地区低氧寒冷环境导致人体血液黏稠，运行缓慢，更容易出现痰瘀互结之证。癌毒阻滞，气行不畅，气滞则血瘀，或癌毒耗损正气，气虚运血无力，血行迟滞致瘀，癌毒与瘀血胶结而成瘀毒。在临床中治疗高原化疗后呕吐患者时，瘀重者以原方配桂枝茯苓丸化瘀消癥，桂枝茯苓丸主治妇人经血不下、癥瘕。痰瘀互结证基础为脾气、脾阳不足，由脾胃运化无力导致。桂枝茯苓丸中桃仁、牡丹皮活血化瘀，凉血退热；茯苓健脾化湿；桂枝温通阳气，行气化瘀。痰浊盛者以原方配苓桂术甘汤增其温阳化饮之效，佐少量虫类药物如蜈蚣、全蝎。《长沙药解》认为苓桂术甘汤"治太阳伤寒，吐下之后，心下逆满，气上冲胸，起则头眩，又复发汗动经，身为振振摇者"。苓桂术甘汤内化寒饮，蜈蚣、全蝎祛风通络。《医学衷中参西录》中认为蜈蚣、全蝎"走窜之力最速，内而脏腑，外而经络，凡气血凝聚之处皆能开之；性有微毒，而转善解毒，凡一切疮疡诸毒皆能消之"。如此脾阳得温，痰浊得化，瘀阻得通。

西医学在治疗化疗引起的恶心、呕吐上较为规范，但疗效上得不到保障，并且不良反应较多。中药具有多靶点、多成分、安全性高的特点。许多研究发现，通过中医辨证施治，运用中药治疗，患者疗效明显且依从性高。高原地区因其独特的地理环境及饮食习惯，造就了不同于低海拔地区居民的体质特点，而不同体质的患者发生化疗后呕吐的机制不尽相同，治疗上不可单纯辨证，还需兼顾患者体质，虚则补之，实则泻之。在治疗高海拔地区的化疗后呕吐时，从体质出发，以调节机体阴阳平衡、气机有常为目标。气虚与阳虚质者，治疗时原方重用生姜、淫羊藿、红景天，配党参、黄芪、白术；湿热质者，重用滑石配以薏苡仁、石膏；痰瘀质者，原方配桂枝茯苓丸或苓桂术甘汤，佐以少量虫类药物，如全蝎、蜈蚣等。

调肝法治疗肿瘤相关性失眠

　　失眠是成人癌症患者最常见的症状之一，对癌症患者的生存质量及治疗转归有重大影响。失眠障碍是以频繁而持续的入睡困难或睡眠维持困难并导致睡眠满意度不足为特征的睡眠障碍。失眠障碍往往伴随着困扰或者伴随着家庭、社会、职业或其他重要功能的损害。失眠持续时间超过 3 个月称为慢性失眠；不足 3 个月称为短期失眠。肿瘤患者所患的失眠为肿瘤相关性失眠。研究显示接受第一轮化疗的患者中 79.6% 报告有失眠，43% 达到了失眠的诊断标准，西医治疗本病以镇静催眠药、抗抑郁药治疗等为主。本病属中医学中"不寐"范畴。

一、中医病因病机

肝失疏泄是核心

　　肿瘤相关性失眠的病因主要归于情志不畅、邪毒内蕴、年老体虚等。肿瘤患者患病日久，癌毒蕴结，正气内虚，常见虚实夹杂之候，加之疾病影响下情志不畅，致使肝失条达，气郁化火，肝火扰神；肝气疏泄失常又可阻滞气血运行，变生瘀滞或日久耗伤气血，藏血失职，引起心脉瘀阻，神失所养，发为不寐。情志与肝密切相关，情志调畅依赖于肝的疏泄正常。因此不寐的病位虽在心，但与肝亦密切相关，如《素问·刺热论》曰："肝热病者……热争则狂言及惊，胁满痛，手足躁，不得安卧。"肝失疏泄是核心病机，因此治疗肿瘤相关性失眠可从调肝入手。调，非独用疏肝、清肝、降肝等方法，而是调节肝之气血以达到阴平阳秘的状态，且肿瘤患者多为虚实夹杂之证，更应强调调肝之重要性，过之或少之均不能奏效。

二、治则治法

（一）以调肝理气为主

1. 清肝泻火

肝为刚脏，肝气郁而化火，肝火扰神，如《普济本事方》曰："平人肝不受邪，故卧则魂归于肝，神静而得寐。"肿瘤患者放化疗后，邪毒内炽，郁而化火，临床常见不寐伴有口苦、急躁易怒、心烦、多梦易醒等症状。临证时，每遇以上患者多从清泻肝火入手，以丹栀逍遥散加减，同时配伍清热解毒之品以解放化疗后余毒，如龙胆草、郁金、夏枯草、白花蛇舌草。清肝、调肝合用以解火热毒邪，邪气去，则正气安，而见神安。需要注意的是肿瘤患者，既往放化疗后每伴有虚实夹杂证，不可独用或大剂量应用清肝泻火之品，应注意切勿疏泄太过伤及肝阴或损及肝阳。

2. 疏肝理气

肿瘤患者会因疾病因素影响出现情绪波动或长期忧愁，导致肝气不舒，常由肝及脾，甚则影响其他脏腑，进而出现不寐等症状。临床常见情绪焦虑或抑郁、失眠多梦、急躁易怒，伴胁肋胀痛不适、经期不调等症状，治疗上多以疏利肝气为主，兼顾护脾胃，常选用柴胡疏肝散为底方加减，多选取疏利肝气之药如柴胡、香附、合欢皮、合欢花，兼以固护胃气，调理中焦之气机，如木香、白术等。

3. 滋阴柔肝

肝体阴而用阳，肝之功用无外乎疏泄与统血，故治肝虚可从气血入手。肿瘤患者邪毒内侵日久，耗伤气阴，正气亏虚，且术后患者多损伤气血，脏腑气血虚衰，加之肝气疏泄太过则肝气虚，统血失常则肝血虚，气虚无以化神，神失所御，血虚神失所养则多梦、寐不安。《景岳全书·不寐》中说："盖寐本乎阴，神其主也。神安则寐，神不安则不寐。"临床常见不寐伴有气虚、乏力、筋脉失养、舌淡暗、苔薄白、脉沉弦细等肝之气血虚衰征象，此时应从补肝入手，注重气血盛衰，常选用益气养阴之品，如当归、白芍、酸枣仁等。

4. 顺应肝气四时变化

《素问·脏气法时论》中云："合人形以法四时五行而治。"中医认为顺应四时则是人与天地之气相合，强调治疗时顺应四时之重要性。现代医家临证思辨时多有以五脏而应四时之法，又如《素问·四时调神大论》中说："逆春气，则少阳不生，肝气内变。"故应该顺应肝气四时变化来治疗。肝气应四时之春，在志为怒，春季肝气升发。夏季应心气，此时肝气仍处于升发状态，春夏之际，肝气由秋冬之闭藏转为升发，易表现为阳亢之象，临床中常见因肝气升发太过而出现的肝火之象，如烦躁易怒、心烦不寐、目赤肿痛等症，然而升发太过易于损伤肝气，进而伤及肝阳。此时应注意顺应肝气升发之势，同时配以疏肝、清肝之品，如龙胆草、柴胡，勿使肝气过降，郁而化火，气机失畅。秋季应肺气，其气属金，金克木，此时肝气由升发逐渐转变为内藏，其升发作用减弱，而藏血功能加强，另秋季多见燥象，适当撤去清肝之品而徐加滋肝、柔肝之药，如白芍、当归。此外，应注意此时肝气内收，需防余毒内伏，应渐补肝虚，顺应一身之气变化。冬季，其气通于肾，肾主蛰伏，万物封藏，肝气亦归于里，此时应减少疏肝之药，以培补肝肾为主，如熟地黄、枸杞子。因此，治疗不寐应顺应肝气四时变化，一身之气条达，气血顺则神安，不寐渐愈。

(二) 善用药对治疗

1. 龙骨伍牡蛎

龙骨味甘、涩，性平，功能为平肝益阴、潜敛浮阳、镇惊安神、敛汗固精、止血涩肠；牡蛎味咸，性微寒，功能为重镇安神、潜阳补阴、软坚散结。龙骨属阳，能益阴而潜上越之浮阳；牡蛎属阴，能益阴而摄下陷之沉阳。二者相伍，可使阴液得补，阳气得潜，心神得安。龙骨与牡蛎相伍，代表方为桂枝甘草龙骨牡蛎汤，主治"火逆下之，因烧针烦躁者"，乃因心阳内伤，心失所养，出现烦躁不安、心悸、怔忡等症。原方配伍蜀漆、生姜、大枣，可疗心阳虚，心神不敛，复被痰扰之"惊狂卧起不安"；配伍桂枝汤，可用于治疗阴阳两虚所致的"男子失精，女子梦交"；配伍小柴胡汤（去甘草）、铅丹、大黄、桂枝、茯苓等，可以治疗邪犯少阳，枢机不利，表里三焦为病，出现"胸满烦惊，小便不利，谵语，一身尽重，不可转侧"等症，其中以神志症状较为突出。实验研究表明，桂枝甘草龙骨牡蛎汤可治疗阳虚型不寐，龙骨、牡蛎药对在治疗中起主要镇静作用。

2. 百合伍生地黄或知母

百合味甘，性微寒，甘中有收，功能为养阴润肺、清心安神、补中益气；生地黄味甘、苦，性寒，体润多液，功能为清热凉血、养阴滋液。二者相伍可养阴清热安神。百合与生地黄相伍，名曰百合地黄汤。该方主治百合病，表现为"意欲食复不能食，常默默，欲卧不能卧，欲行不能行……口苦，小便赤……如有神灵者，身形如和，其脉微数"。综观诸症，皆为阴虚内热扰神的表现，故而该方治疗阴虚内热所致的不寐。实验研究表明，百合地黄汤中的提取物有镇静催眠作用。

知母味苦、甘，性寒，具有清热泻火、滋阴润燥除烦之效，与百合伍用，润清并用，补泻共施，共奏润肺清热、宁心安神之效。百合与知母相伍，名曰百合知母汤。该方主治百合病误用汗法所致心烦口渴不寐者。百合病本已阴虚内热，若误用汗法，更伤阴液，而致虚热加重，百合知母汤清热除烦润燥正切合本病机。《古方选注》曰："君以百合，甘凉清肺；佐以知母，救肺之阴，使膀胱水脏知有母气，救肺即所以救膀胱，是阳病救阴之法也。"可以看出，该药对组合较百合、生地黄滋阴降火之力更胜一筹。阴虚内热型不寐患者若有心烦口渴表现时，常用该药对治疗。临床上对于不寐的治疗，百合、知母二药既可单独合用，又可配伍其他药物。

3. 酸枣仁伍甘草

酸枣仁味甘、酸，性平，长于安神，兼能滋养心、肝之阴血；甘草味甘，性平，入十二经，能补能缓，补心气，益脾气，缓急而制约肝脏刚烈之性，除烦止躁以安神。二药相伍，相互促进，共奏养肝血、清肝热、安心神之功，故而肝得血藏以舍魂，心得血养则神守。代表方为酸枣仁汤。《金匮要略·血痹虚劳病脉证并治》曰："虚劳虚烦不得眠，酸枣仁汤主之。"酸枣仁汤证盖由肝阴血不足、虚热内生上扰神明所致。《古今名医方论》认为"此治虚劳肝极之神方也"。由于肝血不足、虚热内扰为不寐的常见病机，故而酸枣仁汤在临床上的运用经久不衰，古今医家常用其加减治疗不寐而取效。药理研究表明，酸枣仁汤具有镇静催眠、改善睡眠时相结构、改善学习记忆、抗焦虑、抗抑郁、脑保护等药理作用。

4. 桂枝伍芍药

桂枝味辛，性温，具有解肌发表、调和营卫之效；芍药味酸、苦，性微寒，具有养血和营、缓急止痛之功。二药伍用，发汗之中有敛汗之意，和营之内有调卫之力，相须而行，敛散相兼，使营卫和、气血调、阴阳平，则睡眠可安。药理研究表明，桂枝中的醛化合物及芍药中的芍药苷具有镇静、中枢抑制作用。由于正常睡眠是"夫卫气者，昼日常行于阳，夜行于阴，故阳气尽则卧，阴气尽则寤"，故机体一旦受外邪或内因所扰，营卫之气不和，就会导致"卫气不得入于阴，常留于阳，留于阳则阳气满，阳气满则阳跷盛，不得入于阴则阴气虚，故目不得瞑矣"。桂枝伍芍药调和营卫阴阳之性，与营卫不和、阳不入阴所致失眠之病机相合，故能安眠矣。代表方为桂枝汤。《医宗金鉴》认为该方"为仲景群方之冠，乃解肌发汗、调和营卫第一方也"。仲景立桂枝汤原为治外感风寒表虚之证，但后世医家常对此方进行发挥，用于治疗营卫不和导致的失眠。

　　肿瘤相关性失眠与情志失调关系密切，肝主疏泄、统血，肝气不畅、肝失所养、肝火亢盛多可致不寐，因此治疗可从疏利肝气、调补肝虚、清泻肝火、顺应肝气四时变化入手。然临证时肿瘤患者多为虚实夹杂之证，须辨证论治，且肝气疏泄太过又可损及肝气，清肝太过又会损及肝阴。因此，强调调肝之重要性，要善于从兼症入手，灵活运用对药，明辨虚实，方获良效。

从肝论治癌性疼痛

2018 年全球约有 1080 万新发肿瘤患者，970 万死亡肿瘤患者，其中约有 25% 的初诊患者及 60% ~ 80% 的晚期肿瘤患者发生不同程度的疼痛。癌性疼痛主要是指肿瘤细胞直接或间接浸润、转移及压迫相关组织或抗肿瘤治疗引起的慢性疼痛，是恶性肿瘤最常见的相关症状之一。临床上治疗癌痛的主要方法有化疗、放疗、手术、药物治疗及介入治疗，其中药物治疗是目前内科治疗癌痛的主要方法。根据 WHO 癌症三阶梯止痛原则，临床上常采用阿片类药物作为中重度癌性疼痛患者镇痛的首选药物。针对癌性疼痛，西医学常采用三阶梯止痛方案治疗，仍有约 40% 的患者不能有效控制癌痛。长期使用镇痛剂会产生耐药性、依赖性和毒副作用。临床研究表明中医药对癌症不但有较好的止痛作用，而且毒副作用较轻，还可改善癌症患者临床症状，提高患者生存质量，延长患者生存期。

西医学认为癌痛病因主要是癌症疾病本身或在治疗过程中引起的疼痛。肿瘤浸润骨组织，骨组织破坏导致前列腺素释放；或侵袭内脏，血管痉挛、闭塞，甚至最终导致内脏坏死；或压迫外周神经、神经根、脊髓等；术后或放化疗后并发症等；患者自身精神紧张、心理压力大等均能引起疼痛障碍。

一、中医病因病机

不通则痛，不荣则痛

中医无癌痛病名，但根据不同部位癌症的疼痛可归属于相应部位的痛证，如脑瘤、鼻咽癌及癌症脑转移引起的疼痛归属为"头痛"，食管癌及肺癌引起的疼痛可归属为"胸痛"，胃癌引起的疼痛归属为"胃痛"，肝癌引起的疼痛归属为"胁痛"，胰腺癌、结直肠癌引起的疼痛归属为"腹痛"，骨癌及癌症骨转移引起的疼痛归属为"痹病"或"骨痹"。

癌痛病因可分为外邪、体虚和七情。张元素提出："壮人无积，虚人则有之，脾胃怯弱，气血两衰，四时有感，皆能成积。"说明癌症与人体脏腑虚弱、气血不足并感受邪气密切相关。

外邪侵袭：以寒邪为主。《素问·痹论》曰："痛者，寒气多也，有寒故痛也。"《灵枢·百病始生》云："积之始生，得寒乃生。"癌症与外邪，尤其是寒邪有关，因寒主收引、凝滞，易导致寒凝血瘀、气血不畅，不通则痛。

正气亏虚：素体虚弱或久病体虚，气血阴阳不足，癌毒易侵犯人体，久居不去。李中梓论述"积"证病因："积之成者，正气不足，而后邪气踞之。"张景岳也指出："脾肾不足及虚弱失调之人，多有积聚之病。"中医认为癌痛有虚实之分，分"实痛"和"虚痛"，实者不通则痛，虚者不荣则痛。癌症日久，癌毒内侵，阻塞经络，气血壅滞，不通则痛。正气不足，气血亏虚，脏腑经络失于濡养，不荣则痛。

情志内伤：中医认为癌痛患者多忧思、惊恐、悲郁，七情太过，伤及五脏，"怒伤肝……忧伤肺，思伤脾……百病皆生于气"。气机不畅、气滞血瘀，不通则痛。情志致病与西医学心理因素致病相似，癌症患者心理变化分为五期：拒绝期、愤怒期、妥协期、抑郁期、接受期，应告之以其败，语之以其善，导之以其所便，开之以其所苦。

气是构成人体的基本物质之一，气的升、降、出、入能够推动和调控脏腑功能活动，同时血液、津液也要通过气的运动濡养脏腑经络，因此，气机的调畅对人体至关重要。癌性疼痛的发生与气机不畅有着密切的关系，全身气行不畅，血液、津液在脉络中的正常运行受阻，血行不利，导致血行瘀滞，津液输布不畅，津凝成痰，痰浊、瘀血等病理产物相继产生，痰瘀相互搏结于经络，经络不通；或血液、津液运行受阻，无法营养全身脏腑经络，导致不荣则痛。肿瘤患者病程日久，情志失调，肝失疏泄，气机不畅，气血经络不通，痰瘀阻络，引发癌痛。临床上主要表现为肿瘤患者局部肿块或胀或痛，走窜不定，部位易变，情志不畅时症状加重。

二、治则治法

（一）扶正祛邪，泻实补虚

在使用中药治疗癌痛之前，需要对癌痛进行评估，找出引起癌痛的原因，询问疼痛的部位、性质、程度以及患者的身心状况。运用中医的望、闻、问、切四诊合参进行诊断，采用辨证与辨病相结合进行论治。扶正祛邪、泻实补虚是癌痛治疗的两大原则。泻即指清热解毒、消肿散结、祛湿、活血通络化瘀。补即是健脾补肾、益气养血滋阴、温阳散寒。据"不通则痛"和"不荣则痛"中医理论，对疼痛进行辨证论治。气滞不通胀痛，往往急躁易怒，伴脘腹满闷、嗳气，用下气导滞法，以柴胡疏肝散加减，用柴胡、延胡索、川楝子、厚朴疏肝理气，宽中止痛；血瘀阻络刺痛，见痛有定处，如针刺刀绞，伴面色黧黑、肌肤甲错，以桃红四物汤加减，用赤芍、郁金、酒大黄等活血通络；风寒客邪窜痛，见遇寒加重、得温则减、面色苍白、大便稀溏、小便清长，以蠲痹汤加减，用黄芪、白术、桂枝、细辛疏风散寒；毒邪蕴结锐痛，见热痛、口干口渴、烦躁易怒、口臭、大便秘结，以五味消毒饮加减，方药用黄连、栀子、连翘、半枝莲解毒散结；脾虚寒凝隐痛，见脘腹胀痛、绵绵不休、呕吐恶心、面色萎黄，以理中丸加减，用甘草、党参、干姜、白术健脾散寒。

（二）疏肝解郁配合心理干预

《素问·上古天真论》云："虚邪贼风，避之有时，恬惔虚无，真气从之，精神内守，病安从来。"指出情志对人体健康的重要性，癌痛也与人的情志密切相关。中医基础理论认为肝主疏泄，肝喜条达而恶抑郁，情志不畅，肝气失于疏泄，影响气的运动及血、津液的运行和代谢。气滞则血瘀，治痰先治气，气机不畅易形成瘀血、痰湿等病理产物，阻滞于人体局部组织，不通则痛。心主神志，为五脏六腑之大主。《素问·至真要大论》云："诸痛痒疮，皆属于心。"恶性肿瘤不仅给患者带来恐慌、疼痛的不适感，更增加患者的焦虑、抑郁情绪。临床上不仅要予柴胡、香附、郁金、延胡索、远志、酸枣仁等疏肝解郁、养心安神的药物，还要耐心倾听、鼓励患者，重视对患者的心理疏导。研究发现在常规护理的基础上给予健康教育联合心理护理干预，可以明显改善肺癌患者的癌性疼痛，同时提高肺癌患者的生活质量。

（三）疏肝行气，化瘀止痛

肿瘤患者情绪低落，肝气郁结，气血不畅，脉络瘀阻，不通则痛。《医学发明》曰："通则不痛，痛则不通，痛随利减，当通其经络则疼痛去矣。"治疗气滞血瘀型癌痛，常采用柴胡疏肝汤、桃红四物汤、抵当汤、大陷胸汤、逐瘀汤等为基本方灵活加减。气滞血瘀证见或胀或痛（气分多胀痛，血分多刺痛），疼痛拒按，面色晦暗或黧黑，胸胁胀痛，善太息，舌紫暗或有瘀斑瘀点，舌下络脉粗张，脉弦或涩。肺癌癌痛早期多"气滞"，晚期多"血瘀"，以"通"为法，方以桃红四物汤合失笑散加减，治以行气活血，散结止痛，同时可用特殊中药如鸡血藤、姜黄、制南星。近期研究表明，使用疏肝解郁及活血化瘀类方剂与西药共同治疗癌痛患者，可有效减少癌痛患者阿片类药物的维持剂量。

肿瘤患者合并癌痛大多已是中晚期，根据不同病因、病机、临床表现和证型，采用不同的治疗方法。随着生物－心理－社会医学模式的建立，治疗时不可单纯见痛止痛，应结合癌痛患者个人体质、疾病发展期、心理素质、情绪等，从肝论治，调节气机，根据机体邪正情况辨证论治，缓解患者痛苦，改善生存质量。

从补肾角度谈再生障碍性贫血的中医治疗

再生障碍性贫血简称再障，是由各种因素导致的骨髓造血功能减低甚至衰竭而引起的全血细胞减少，临床表现为贫血、出血、感染等症状的一组综合征，属于获得性骨髓衰竭性疾病。再障有重型再障 I 型（又称急性再障）、非重型再障（又称慢性再障）之分。重型再障者，贫血呈进行性加重，常伴严重感染、内脏出血，而非重型再障，贫血、感染、出血等症状相对较轻，但少数患者可转变为重型再障，即为重型再障 II 型。再障发病率在亚洲是欧洲和美洲国家的 2~3 倍。再障有两个发病年龄高峰，即 15~25 岁年龄组和 60 岁以上老年组。西医治疗本病以造血干细胞移植、免疫抑制剂、雄激素、环孢素、支持治疗为主。

在中医学中，慢性再障属于"虚劳""血虚""髓劳"范畴，急性再障属于"急劳髓枯""热劳""血证"等范畴。

一、中医病因病机

（一）肾虚为本

人的生存以正气为本，血液的化生有赖于五脏的功能协调，其中脾肾之间的功能协调对于生精化血起着重要的作用。脾肾的强弱决定了正气的盛衰，因肾为先天之本，主骨生髓而藏精化血，是气血生化之根本。脾为后天之本，水谷之海，气血化生之源，脾肾为五脏六腑、气血阴阳化生滋养之源头。先天禀赋薄弱，后天或调养不当，或烦劳过度，或饮食失调，或大病久病，导致脾肾亏虚，先后天之本不足，气血生化乏源、精血不足，乃成虚劳之证。肾为人体阴阳之根，水火之宅，五脏之本，虚损伤及于肾，生髓无力，则精虚血少；肾虚火衰，温养他脏失职，必涉及肝、脾之阴血、阳气，遂致肝肾阴虚、脾肾阳虚或肾阴阳俱虚，反之亦然。慢性再障的病机可概括为虚劳血虚，肾阴阳两虚，先病为本，后病为标。再障发病早期以肾阳虚为主，后期疾病迁延日久，出现阴虚燥热，本与标互为因果，阴虚可导致内热加重，进一步可伤及肾阳。因"肾主骨、藏精、生髓""精血同源"，肾虚则精少髓枯，血不得生，故慢性再障的本质是肾虚。

（二）气滞血瘀，缠绵难愈

如果外感邪毒（药毒病毒、污染与射线之毒等）或湿热毒邪直中骨髓，伤及精血，波及血分，瘀毒阻络，致气血运行不畅，则阴阳失调，造血调控失司，发为本病。患者情志不畅，肝气郁结，气郁化火，则肝失藏血，血溢脉外，遂致出血，复因肝气抑郁，肝郁犯脾，脾失健运，则气血生化乏源，血虚更甚，气滞不行则血瘀，瘀血内阻，新血不生，肝气横逆犯及脾胃，脾胃运化失司，生痰生湿，阻碍中焦气机升降，瘀、痰、湿相互胶结，损伤正气，使得疾病久久难复。

再障贫血病程较长，病久极易入络，或邪毒内蕴，或情志不遂，而致气血不畅，瘀血阻滞，瘀血不祛，新血不生，使疾病反复，缠绵难愈。再障患者有不同程度之瘀血，分析其原因是再障病程较长，久病必瘀，再障病机当以本虚标实为主。

（三）分型不同，病因各异

慢性再障因虚劳血虚，四肢百骸失于濡养而疲惫倦怠、肢体乏力，无法上荣头面，则面色无华、头晕耳鸣，血虚则心失所养而心悸气短。虚劳血虚，正气不足，邪之所凑，患者易于感受邪毒，正邪相争而发热，或虚劳血虚也见发热。出血常因阴虚内热，伤及血分，迫血妄行；或脾虚失摄，或瘀血内阻，血不归经，易致出血，临床主要表现为面白无华、倦怠乏力、心悸气短、头晕耳鸣等一派血虚失荣征象。

急性再障是温热邪毒，侵及骨髓，内陷营血所致，临床上呈迅猛之势，全身造血组织迅速而广泛地遭到破坏，呈现急劳血虚之证。面黄无华、头晕倦怠等血虚之象进行性加剧，为急劳髓枯之证。温热邪毒外感则高热不退，内陷营血则齿鼻衄血、尿血黑便、口舌血疱，均属温热之象，急性再障的病因为气阴两伤，热毒蕴结，热毒内陷，灼血阻络，伤精耗髓，致精髓枯竭，血生乏源。慢性再障病性以虚为主，肾虚多见，急性再障湿热毒邪侵入虚人身体，虚人本正气不足，易于感受湿热毒邪，热毒蕴结则正邪相争发为实证，故此病实际上是本虚标实证。

二、治则治法

（一）补肾为主，健脾为辅，兼以活血疏肝

在临床诊治时，依患者偏阴偏阳之象而进一步辨证为肾阴虚型、肾阳虚型、肾阴阳俱虚型。依症状、舌脉表现，辨之阴阳偏盛偏衰，从肾论治以滋阴济阳补肾，填精益髓生血。脾肾阳虚型常用党参、黄芪、补骨脂、淫羊藿、肉苁蓉、鹿角胶、制附片、肉桂温补脾肾；肝肾阴亏型常用太子参、黄芪、仙鹤草、知母、黄柏、龟甲、生地黄、女贞子、墨旱莲滋补肝肾；肾阴阳俱虚型常用太子参、黄芪、补骨脂、淫羊藿、生地黄、熟地黄、黄柏、砂仁、鹿角胶、女贞子、墨旱莲阴阳双补。临证时还应注意应用"阴阳互根"的原则，在补阳药中酌加少

量补阴药以阴中求阳，在补阴药中酌加少量补阳药以阳中求阴；应用血肉有情之品，如龟甲、鳖甲以峻补精血，填精益髓，促进造血恢复；酌加健脾之品如茯苓、白术、当归，以健脾化源，益气生血。

《内经》有云"中焦受气取汁，变化而赤，是谓血"，"肾主骨生髓"，"肾藏骨髓之气"及后世谓"骨髓之液谓之精"，肾既藏生殖之精，又藏五脏六腑之精与骨髓之精。骨髓之精可以化血，有赖于骨髓之气，骨髓之气源于肾阳，因精血同源，肾气充则精血足，故欲生血，首当补肾之阴阳，以此病机研制出再障生血合剂（本院自制制剂，处方略），可健脾益气，温阳补肾，在临床上广泛用于治疗各种原因所致贫血、白细胞减少症、放化疗后骨髓抑制等疾病。

培补脾肾、补益气血是治疗本病的关键所在。常用方药如下：党参 15g，白术 15g，茯苓 20g，黄芪 30g，当归 15g，生地黄、熟地黄各 10g，山药 15g，菟丝子 15g，淫羊藿 30g，仙茅 15g，肉桂 3g，鸡内金 20g，鸡血藤 20g，龟甲胶 10g（烊化），鹿角胶 10g（烊化），大枣 10g，甘草 10g。本方把健脾益气之党参、黄芪与补肾助阳之淫羊藿、仙茅、肉桂等作为基本药用于疾病之全过程。据临床观察，这类药对红细胞的造血功能有促进作用，这与中医观点是一致的。同时，根据"血以和为补"的原则，加入兼有补血与和血作用的当归、鸡血藤，这类药有改善造血微环境及清除病损处代谢障碍的作用；加入生地黄、熟地黄滋阴补肾凉血，大枣健脾益气，共奏补脾肾、益气血之功。

再障患者有不同程度之瘀血，分析其原因：再障病程较长，久病必瘀，应从活血治疗，祛瘀生新；观察舌象，若舌质偏紫或紫暗，说明舌面微循环障碍，有瘀血之象。在临床中常常加入活血祛瘀药物：土鳖虫、桃仁、红花等，共奏补肾祛瘀生新之功。

再障患者因患病日久，常见情志抑郁，肝气不疏，气郁化火，则肝失藏血，而血溢脉外，遂致出血，复因肝气郁结，情志不畅，肝强犯脾，脾失健运，气血生化乏源，血虚难复，临证时常在补肾活血基础上佐以柴胡、白芍、合欢花、合欢皮等药，以疏肝理气，健脾和胃。

（二）结合病程及分型，补法、清法灵活应用

在慢性再障的治疗过程中，证型随病程的演变及治疗规律而变化，分初期、中期、稳定期、恢复期，治疗用药规律为凉、平、温、热。治疗中补肾益髓之法贯穿始终，病之初期佐以滋阴清热、调和阴阳之药，以控制病情；中期佐以健脾益气生血、滋阴济阳药物，稳定病情；稳定及恢复期，平补阴阳，填精益髓，使造血功能恢复。

慢性再障病之初，多呈肝肾阴虚表现，肾不藏精，精不化血，阴血虚少，滋生内热而五心烦热、夜寐盗汗、虚烦不眠、牙龈渗血，舌质淡干少津，脉弦细数，此乃阴精亏虚、津血不足的虚热之象，治宜滋阴补肾，填精益髓，佐以凉血止血，因虚不受补，故不宜一味进补。经滋补肝肾、生血清热治疗，阴虚火旺渐除，病情相对稳定，此时阴虚内热症状渐消，而出现阳虚证候，或阴虚、阳虚证候交替呈现，病程进入中期，治疗上拟滋补肾（肝）阴与温补肾（脾）阳，并施之阴阳双补法，也可两方交替使用。此阶段为时不长，疾病较快进入进一步稳定生血的阶段，即脉证相符之（脾）肾阳虚型，或有的患者素以阳虚为主，病变之初就属（脾）肾阳虚者，治疗上施以温补肾阳、填精益髓，可促进阳生阴长，化生精血，改善贫血，出血症状消减，血象逐渐恢复。当进入病程恢复期，属再障缓解后的巩固治疗，为促进血象进一步恢复，达治愈程度，在滋阴济阳、填精益髓治疗基础上，宜加用辛热大补之品如肉

桂、附子等，可达到预期目的。

慢性再障患者恢复期久病耗伤气血，常常气血两虚，应以健脾养血为主，以归脾汤加减：太子参30g，黄芪30g，茯苓15g，白术15g，山药15g，龙眼肉10g，香附10g，酸枣仁30g，甘草10g，当归15g，骨碎补15g，阿胶10g（烊化）。方以黄芪、太子参、白术、山药、甘草、茯苓益气生血，健脾以资气血生化之源；当归、骨碎补、龙眼肉、酸枣仁、阿胶等滋补肝肾，养阴血；香附理气和胃。全方旨在健脾益气生血。若有出血或皮肤紫斑者，加墨旱莲、白茅根、仙鹤草以凉血止血；若发热、咽痛、咳嗽、舌红苔黄者，加杏仁、金银花、连翘、黄芩、鱼腥草清泄肺热，利咽止咳；阴虚证见五心烦热、潮热盗汗者，加生地黄、玄参、知母、黄柏滋阴清热；肾阳虚见腰膝酸软、畏寒肢冷、小便清长者，加仙茅、淫羊藿补肾济阳。

急性再生障碍性贫血的主要病因为热毒蕴结，系热毒内陷，灼血阻络，伤精耗髓，致精髓枯竭，血生乏源。此时治疗当以清为主，拟方如下：柴胡10g，生地黄20g，仙鹤草30g，当归10g，虎杖10g，党参15g，黄芪30g，白芍30g，牡丹皮10g，桑叶10g，黄芩10g，蜂房10g，全蝎粉5g，败酱草30g，甘草10g。该方主要治疗气阴两伤型急性再生障碍性贫血。方中以虎杖、败酱草、生地黄、桑叶、黄芩清热解毒，力挫热毒燔灼营血之势；柴胡以托举入髓之热毒外出，达攘外安内之功，同时可退热；黄芪、党参补耗散之气，助托毒之力；当归养血活血；蜂房、全蝎以毒攻毒，搜风通络；仙鹤草收敛止血。血虚重者症见面色无华、头晕眼花、月经量少，加阿胶、鹿角胶；阳虚重者症见腰膝酸软、畏寒肢冷、小便清长，加淫羊藿、仙茅；高热者加石膏、知母；低热者加银柴胡、鳖甲；出血重者加紫草、白茅根。

在治疗再障的整个过程中补肾贯穿始终，根据不同的分期和证型，兼以健脾益气，疏肝活血。急性再障依"急则治标，缓则治本"的原则，以清热生津、凉血止血为主；慢性再障兼以健脾益气、补虚为法。

治疗免疫性血小板减少症的经验撷菁

免疫性血小板减少症（ITP）是临床上常见的出血性疾病。其特点为皮肤黏膜出血，重者可内脏出血，血小板减少及血小板寿命缩短，骨髓巨核细胞数增多或正常伴成熟障碍。本病可分急性和慢性两种，急性多发于儿童。西医治疗本病以糖皮质激素、免疫抑制剂、脾切除治疗为主，但对于出血严重者、血小板严重低下者，应采取大剂量免疫球蛋白输注，必要时采用输血小板悬液等紧急治疗措施。

因免疫性血小板减少症临床表现为皮肤黏膜出血或内脏出血，属于中医"紫癜""血证"范畴。

一、中医病因病机

（一）病因分虚实

各种原因导致脉络损伤或血液妄行时，就会引起血液溢出脉外而形成血证。《血证论》云："血证气盛火旺者十居八九。""脾统血，生血之运行上下，全赖乎脾。脾阳虚则不能统血，脾阴虚又不能滋生血脉。"血证的病理变化可归结为火热熏灼、迫血妄行及气虚不摄、血溢脉外两类。本病应先辨清虚实、轻重、缓急，热盛迫血妄行与气不摄血所致的紫癜治法完全不同。

（二）以痰、瘀为标，气虚为本

本病与血脉和内脏损伤有密切关系。《济生方·失血论治》云："所致之由，因人虚损，或饮酒过度，或强食过饱，或饮啖辛热，或忧思恚。"其发病与外感、饮食、劳倦、七情有关。饮酒过多或过食辛辣厚味，脾胃滋生湿热，热伤脉络，引起出血；脾主运化而以升清为健，胃主受纳而以通降为用，二者升降有常，气机通畅则各脏腑功能活动正常，若损伤脾胃，脾胃虚衰，脾失健运，气机升降失常，则湿浊阻滞中焦，湿久化热，热迫血妄行，而引起出血；外感热邪，迫血妄行，灼伤血脉，可引起出血；情志不遂，恼怒过度，肝气郁结化火，火热伤络，血随气逆，也可引起出血；久病使阴精伤耗，以致阴虚火旺，迫血妄行；久病使正气亏损，气虚不摄，血溢脉外；久病入络，使血脉瘀阻，血行不畅，血不循经而致出血。

紫癜病机以痰、瘀为标，气虚为本，而且高海拔地区大气压和氧分压低，气候寒冷，容易缺氧，清气不足。长期在高原工作和生活的人们由于"清气不足，由肺及肾"，从而"宗气"不足，肺肾气虚，气虚行血无力，则血瘀。宗气不足又会影响脾胃运化，因而高海拔地区人群体质大多具有气虚、痰湿、血瘀之特征。

二、治则治法

（一）实则泻之，虚则补之

本病可根据患者起病缓急、病程长短、年龄及全身情况综合辨证。虚证者，其来势缓、病程长、出血量少、血色淡红或暗红、成人多见、易反复发作，兼有气、血、阴、阳虚损之证。实证者，其来势急、病程短、出血量大、血色鲜红、小儿多见。新发型多因外感热毒或热伏营血，以致火盛动血，灼伤脉络发病，临床表现以实热证为主，治疗上以清热解毒、凉血止血为大法，慢性型急性发作期则为本虚标实证，本为阴阳两虚，标为复感外邪，虚热动血，迫血妄行，治疗上急则治标，缓则标本兼治，往往需要中西医结合治疗，方可稳定病情。缓解期可辨证论治，气虚血瘀型治宜健脾益气，活血止血，药用黄芪、党参、当归、白芍、白术、阿胶、三七粉；阴虚血瘀型治宜滋阴降火，清营凉血，药用生地黄、知母、黄柏、赤芍、牡丹皮、阿胶、鸡血藤、生黄芪；阳虚血瘀型治宜温补脾肾，益气养血，药用肉桂、制附子、黄芪、党参、当归；邪热内郁型治宜清热解毒，凉血止血，药用水牛角、生地黄、牡丹皮、赤芍、生龙骨、连翘、生甘草。

止血治疗是 ITP 中医治疗的重要环节，应在辨证论治的基础上，根据出血部位选择止血药。如鼻衄者，加白茅根、栀子；齿衄者，加枸杞子、生石膏、知母；球结膜出血者，加夏枯草、女贞子、墨旱莲；眼底出血者，加生石决明、龟甲；咯血者，加白及粉、侧柏叶；便血者，加地榆、槐花、白及、三七；月经过多者，加焦艾叶；尿血者，加黄柏、知母、大蓟、小蓟；内脏出血者，宜重用炒白芍。

（二）妙用中药，减少激素副作用

ITP 患者长期服用激素后出现各种副作用，中药治疗 ITP 虽疗效较慢，但无明显毒副作用，便于长期服用，而且中药配合激素治疗时也能减少激素治疗的副作用。

对经糖皮质激素治疗无效或复发的 ITP 患者，临床表现有其特殊性，在服激素期间易呈现阴虚火旺之候，激素逐渐停用后，又可出现脾肾阳虚之象。此时可根据不同证型予以辨证施治：阴虚火旺者予知柏地黄丸加减，脾肾阳虚者予右归饮加减治疗，可有效对抗激素副反应或撤退反应。

本病治疗的基本方就是从温补脾肾、化湿的角度来治疗激素的副作用，方中药物如下：红景天、黄芪、党参、当归、白芍、白术、苍术、白豆蔻、薏苡仁、鸡血藤、淫羊藿、仙茅、仙鹤草、山药、甘草。本方中红景天味甘、苦涩，性凉，归肺、心经，能益肺、清热、健脾补气，是补肺健脾的要药。现代药理研究表明红景天有抗疲劳、抗缺氧的作用，能降低心肌乳酸、脑乳酸的含量，改善心脑等重要脏器中药有氧代谢过程，临床上用于促进机体对急性缺氧环境的适应。党参、黄芪、山药、白术健脾益气；白术、淫羊藿、仙茅补肾助阳；当归、鸡血藤补血活血；苍术燥湿健脾；白豆蔻化湿行气；薏苡仁利水渗湿；仙鹤草收敛止血。血分实热加赤芍、黄芩、石膏；阴虚内热加知母、黄柏、石斛；气不摄血加太子参；痰湿内盛可加二陈汤；湿热较重可加黄芩；三焦水停、气化不利可加三仁汤。

（三）温阳健脾，祛瘀生新，灵活辨证，标本兼治

免疫性血小板减少症属中医血证或紫癜范畴。《医学正传·血证》将各种出血归在一起，并以血证之名概之。《景岳全书·血证》将血证的病机提纲挈领地概括为火盛和气伤两个方面。唐容川的《血证论》是论述血证的专著，该书提出止血、消瘀、宁血、补血的治血四法。综上所述，本病病因病机的认识在火盛和气伤的基础上，强调了出血与瘀血的关系，认为离经之血不去，新血无以重生，同时还注意到气与血的关系，气为血帅，血为气母，无血则气无以化，无气则血无以生。在五脏对出血的影响上着重强调脾、肾的协同作用。

对于一些反复出血，常规药物难以控制的免疫性血小板减少症患者，其病机也与脾肾有关，脾肾不足、气虚是导致生血不足的根本原因，血瘀是气虚亏损的病理变化，单用补气则瘀血不去新血不生，仅用活血则易伤正气或加重出血，故宜补肾健脾、益气活血同用。治疗应从脾肾施治为主，特别要注意从肾论治，因疾病日久不愈，损及先天之本，则肾气亏虚，故病

程表现为慢性，宜采取温补肾阳之法。

根据中医理论和本病不同的出血特点，在益气活血的基础上，兼以温阳补肾，采用自拟中药方剂治疗本病，方药如下：党参 15g，黄芪 30g，当归 15g，白术 15g，白芍 30g，桂枝 10g，鸡血藤 20g，生地黄 20g，黄柏 6g，赤芍 10g，仙茅 15g，淫羊藿 30g，仙鹤草 30g，甘草 10g。本方中党参、黄芪、白术健脾益气；淫羊藿、仙茅补肾助阳；白芍养血柔肝；加入当归、鸡血藤活血补血，祛瘀生新；桂枝温经活血，使血补而不滞；生地黄滋阴清热，养血补血；仙鹤草凉血止血。若瘀血内阻加三七粉，血热妄行加水牛角，外感热邪加重楼、连翘、桔梗。

予以温补脾肾的治疗思路所研制出的升板合剂（我院自制剂，处方略），用法为一次 100mL，一日两次，饭后温服，连用 14 天为 1 疗程，适用于各型血小板减少症，临床效果显著。

在治疗 ITP 时，应急则治标，缓则治本，补肾、健脾、益气、活血治法在本病中应用较广，临床常能收到满意的疗效。中药治疗不仅能显著改善临床出血症状，而且能双向调节免疫功能，抑制抗血小板抗体的产生，使血小板破坏减少，提升血小板计数，且疗效持久。

多发性骨髓瘤分阶段治疗的中医临床思路

　　多发性骨髓瘤是恶性浆细胞疾病中最常见的一种类型，是以单克隆浆细胞恶性增殖，分泌大量单克隆免疫球蛋白，并伴有正常免疫球蛋白减少、广泛溶骨病变和骨质疏松为特征的肿瘤。2018 年中国多发性骨髓瘤的新发及死亡人数分别为 20066 和 14655，分别居癌症发病及死亡原因的第 22 及 19 位。临床主要表现为广泛骨质破坏、骨痛、反复感染、贫血、高钙血症、高黏滞血症、肾功能不全等。其发病原因尚未明确，电离辐射、慢性抗原刺激、遗传因素、病毒感染、基因突变等因素可能与多发性骨髓瘤的发病有关。本病预后不良，生存期短。

　　多发性骨髓瘤一旦确定诊断后，应根据患者的具体病情决定是否进行治疗，对非进展型、无 MM 相关症状的患者及冒烟型 MM 患者，不需要化疗，应密切观察病情，一旦发展为进展型 MM，出现 MM 相关症状，如贫血、骨痛、高钙血症、反复感染、肾功能损害等即可开始治疗，西医治疗以联合化疗＋支持对症治疗为主。中医药治疗的核心理念就是辨证论治和整体观，重视机体内脏腑、气血、阴阳的平衡，不论在任何阶段，中医应全程参与治疗，这对于疾病的康复尤为重要，特别在肿瘤治疗与康复阶段，中医治疗发挥着越来越重要的作用。

　　本病在中医学中无统一病名，根据其骨痛、腰痛、乏力、发热等临床特点，可归属于中医学的"骨痹""虚劳""腰痛""骨蚀"等病证范畴。

一、中医病因病机

（一）肝脾肾亏虚为本，痰瘀毒结为标

本病的致病机理多为年老体弱、劳倦失宜、七情内伤、房劳过度、大病久病之后或外感六淫之毒侵袭，致脏腑亏损，阴阳气血失和，痰瘀互结，邪毒内蕴，搏结于骨而成。致病之脏为肝、脾、肾，脾主肌肉四肢，肾主骨生髓，肝主筋而藏血，肝肾同源，精血互生，肝肾亏虚，筋骨失养，则骨不坚，骨痛易折；腰为肾之府，肾精不足，失其充养则腰痛；脾虚运化失常，水谷精微不能化生气血，肌肉四肢失其充养致乏力；脾肾两虚，气化失司，水湿内停，聚湿成痰；气虚运血无力，致使气虚血瘀；痰瘀互结，外合邪毒，留连筋骨之间，搏结于骨，故易出现骨蚀及骨痛，经久难愈；毒邪内蕴，日久化热，耗血伤津，迫血妄行，可见发热、乏力、出血等症。故本病为本虚标实之证，以肝脾肾亏虚为本，毒结为标。

（二）辨证分型

本病临床辨证论治多分为痰瘀痹阻、热毒炽盛、肝肾阴虚、脾肾阳虚、气血两虚五型。

1. 痰瘀痹阻证

本证多见于疾病早期，常伴有腰痛、胸痛、胁痛等，或有鼻衄、齿衄，面色紫暗或晦暗。

2. 热毒炽盛证

本证见于外邪入里化热或脏腑虚损，气血阴阳失于调和，毒热内生者，常伴有高热不退、头痛、骨痛剧烈、烦躁不安、鼻衄齿衄、皮肤瘀斑、小便黄赤、大便干结。

3. 肝肾阴虚证

本证多见于精亏血少、脏腑机能虚亢者，常伴有身热骨

痛、盗汗、头痛耳鸣、目花眼干、口燥咽干、腰膝酸软、烦躁易怒、五心烦热、尿赤便干。

4. 脾肾阳虚证

本证多见于元气亏损、脏腑功能衰退者，常伴有面色无华、畏寒肢冷、小便清长、大便溏薄、面浮肢肿、脘闷纳差、自汗、骨痛酸软，或见阳痿、滑精。

5. 气血两虚证

本证多见于年老体弱或病程日久、耗气伤精者，常伴有头晕乏力、腰膝酸软、骨痛隐隐、心悸气短、纳呆食少，可兼有气虚血瘀的表现。

多发性骨髓瘤辨证当从病因病机出发，结合临床表现，辨证准确才能治疗有效。

二、治则治法

(一) 分阶段、分型论治

1. 分阶段辨析攻补力度

根据多发性骨髓瘤 Durie – Salmon 分期，可将其分为Ⅰ期、Ⅱ期、Ⅲ期。Ⅰ期分期指标：①血红蛋白 > 100g/L，< 0.6 × 10^{12}/m^2；②血清钙正常或 ≤ 12mg/dL，③骨 X 线片示正常或仅有孤立性浆细胞瘤；④血清 M 蛋白含量低，IgG < 50g/L，IgG < 30g/L；⑤尿轻链蛋白 < 4g/24h。Ⅱ期分期指标：介于Ⅰ期和Ⅲ期之间。Ⅲ期分期指标：①血红蛋白 < 85g/L，< 0.6 × 10^{12}/m^2；②血清钙 > 12mg/dL；③广泛性溶骨性病变；④血清 M 蛋白含量高：IgG > 70g/L，IgG > 50g/L；⑤尿轻链蛋白 > 4g/24h，亚型：A 型肾功能正常（血清肌酐 < 2.0mg/dL），B 型肾功能异常（血清肌酐 > 2.0mg/dL）。

中医治疗以扶正祛邪为主，可改善临床症状，治疗时应扶正祛邪，攻补兼施，若一味补虚，可助长肿瘤细胞的增殖，使化疗产生耐药；若一味攻邪，只会伤正，使脏腑亏虚，阴津亏损，气血津液难复，机体不能耐受，故治疗当辨明虚实，或选用攻邪为主，补虚为辅；或选用补虚为主，佐以攻邪；或选用攻补兼施，切中病机。

在临床上，中医应根据患者的体质及化疗引起的副作用进行辨证论治，化疗间歇期：以益气养阴和补益脾肾为主，祛邪为辅，可减轻骨髓抑制，加速粒细胞恢复，减少化疗后感染发生率，减轻化疗的胃肠道反应、肝肾损伤，巩固化疗效果，延缓疾病进展，提高生活质量。

Ⅰ期：以中医治疗为主，调整机体的阴阳平衡，稳定病情，根据患者体质，可分为脾肾阳虚、肝肾阴虚、气血两虚、热毒炽盛、痰毒瘀阻分别调治。

脾肾阳虚型选用黄芪、党参、白术、白芍、山茱萸、生地黄、仙茅、淫羊藿补益脾肾，有研究发现黄芪甲苷Ⅳ促进了缺氧环境下心肌细胞的存活，乳酸脱氢酶释放减弱，活性氧产生和细胞凋亡，稳定了线粒体膜电位并降低了细胞内钙超载，对缺氧损伤的心肌细胞具有保护作用，对高原地区的患者使用效果更佳。

肝肾阴虚型选用白芍、熟地黄、山茱萸、墨旱莲、女贞子、枸杞子滋补肝肾之阴；气血两虚型选用当归、阿胶、鸡血藤、黄芪、人参益气养血；热毒炽盛型选用水牛角、生石膏、知母、黄芩、连翘、大青叶、虎杖清热解毒；痰毒瘀阻型选用丹参、桃仁、红花、赤芍、滑石、半枝莲、夏枯草化瘀解毒，软坚散结；可配合虫类药搜风通络，如土鳖虫、全蝎。运用补肾调肝治本，化瘀解毒治标，在扶正基础上适当加入解毒之品，可使Ⅰ期患者病情稳定，延缓进展。

Ⅱ期：体质偏阴虚者，多表现为湿热、血热、瘀热，中药治以清热凉血解毒为主；体质偏阳虚者，多表现为脾肾阳虚水停，中药治以温补脾肾、活血利水为主。

Ⅲ期：尚缺乏有效的治疗措施，应以中西医结合支持对症治疗为主，旨在提高患者的生存质量。另外对于并发症如感染、贫血、出血、骨痛的处理，宜强调中西医结合，采用急则治其标的原则。

2. 分型论治效更佳

本病临床表现虚实夹杂，当辨清证候特点。如为肾虚则辨清阴虚、阳虚，偏于肾阳虚者选用温肾补阳之品，如附子、巴戟天、菟丝子、肉桂、杜仲、补骨脂、肉苁蓉、淫羊藿；偏于肾阴虚者应选用滋阴补肾泄热之品，如生地黄、熟地黄、枸杞子、鳖甲、山茱萸、山药、牡丹皮、女贞子、墨旱莲、地骨皮；血瘀症状明显者加用活血通络药物，如桃仁、红花、鸡血藤、赤芍、丹参活血祛瘀，通络止痛；痰浊阻络者加用祛痰通络药物，如橘红、山豆根、白芥子、山慈菇、天南星、胆南星、全蝎。各型均可适当配伍强筋壮骨之品，如牛膝、川续断、桑寄生。

3. 治当补益肝肾、健脾益气、调和气血阴阳

本病以本虚标实为特点，临床往往虚实夹杂，故治疗当辨别虚实。虚责之肝脾肾之阴阳气血亏虚，实责之痰凝、血瘀、热毒。治疗当分清标本缓急，急则治标，缓则治本。补益肝肾、健脾益气、调和气血阴阳当为治疗之重点，根据血瘀、痰浊、热毒标证不同，活血化瘀，祛痰通络，清热解毒，随证加减治疗。但当痰瘀痹阻或热毒炽盛时，应急则治标，以祛邪为先。治疗中在谨守病机的基础上"观其脉症，知犯何逆，随证治之"。

4. 善用解毒抗癌药

针对多发性骨髓瘤，中医主要是使用解毒抗癌中药，但要

注意避免攻伐、清解太过，治疗疾病的实质是祛除致病因素，调整人体机能。祛邪之法用之得当，方能除病；用之不当，反而戕害正气。本病患者多为老年人，正气本亏，中药治疗不宜攻伐太过，一味攻伐瘀毒，正气会进一步受损，使病情迁延难愈。因此，临床应根据辨证分型的不同及药性的偏寒、偏热、峻猛程度选择使用解毒抗癌中药，同时攻邪不可过度，应留有余地。《素问·五常政大论》云："大毒治病，十去其六；常毒治病，十去其七；小毒治病，十去其八；无毒治病，十去其九；谷肉果菜，食养尽之。无使过之，伤其正也。"对于气血不足、正气衰微的患者，主要以扶正为主，气血充足可祛邪外出，适时加用藤梨根、猫爪草解毒抗癌之品，防扶正留邪之虞。藤梨根味淡、微涩，猫爪草味辛性温，均非苦寒攻伐之品，无伤正之虞。

对于脾肾阳虚、痰湿内阻的患者，可加用具有抗癌作用的中药如天南星、白芥子、薏苡仁。若盲目使用苦寒清解之品，不仅使阳气进一步受损，更使痰瘀难消，《素问·调经论》云"血气者，喜温而恶寒，寒则泣不能流，温则消而去之"，《金匮要略》云"病痰饮者，当以温药和之"。痰瘀痹阻者可配伍胆南星、半夏、山慈菇、全蝎以化痰散结，通络止痛。全蝎有毒，应少量使用。痰瘀化热者则可加用清热解毒之品，如热象明显的患者可加用半枝莲、白花蛇舌草、虎杖以清热解毒。

综上，在治疗多发性骨髓瘤时的临床思路时，分清证型和疾病阶段，辨证使用药物，治疗当补益肝肾，健脾益气，调和气血阴阳，适量使用抗癌解毒药，配合化疗过程掌握攻补力度，中西医结合治疗疗效更佳。

从"益火补土法"论治缺铁性贫血

缺铁性贫血是机体造血所需的铁原料的摄入与供给失衡而导致的以小细胞低色素性贫血为主要表现的疾病。机体铁缺乏导致血红蛋白合成减少，造成小细胞低色素性贫血。因婴幼儿、青少年及妊娠、哺乳期女性对铁的需要量较大，所以易导致机体的铁缺乏，引起贫血，即缺铁性贫血。西医治疗本病以补充铁剂为主。本病属于中医学"虚劳"范畴。

一、中医病因病机

（一）脾肾亏虚

《血证论》云："胃者，仓廪之官，主纳水谷……脾称湿土，土湿则滋生万物，脾运则长养脏腑。"脾胃为后天之本，脾胃虚弱则化源不足。《杂病证治·血证》中提出："血者，水谷之精气也。"可知血为水谷精微所化生而成，血虚多因水谷精微化生不足而来。虞抟《苍生司命》中说："大哉坤土乎！万物赖之以养者，此也……盖脾土一旺，则饮食自调，精血自生。"据此，中焦脾胃受纳、运化饮食水谷为营气和津液，二者进入脉管变化为红色血液。脾胃虚弱，则无法受纳和腐熟饮食水谷，无力运化水谷精微，气血生化乏源，机体失于滋养，故可见少气懒言、乏力气短、肢倦神疲、面色萎白或萎黄、食欲不振、纳食减少，或食后腹胀、舌淡苔薄白、脉缓或濡弱。脾胃同居中焦，同属中土，脾主运化，胃主受纳。脾胃两脏相互配合，升降相因，燥湿相济，相辅相成，才能完成食物的消化、吸收及其精微的输布，最终化生人体的气血，故为气血生化之源。因此，脾胃虚弱在本病的发病中占有十分重要的地位。

脾胃为先天之本，肾为后天之本，先天之本亏虚日久，必累及后天。肾主藏精，精血同源，相互资生，《血证论》指出："肾者水脏，水足则精血多，水虚则精血竭。"《张氏医通》云："气不耗，归精于肾而为精，精不泄，归精于肝而为清血。"《诸病源候论》也有"肾藏精，精者，血之所成也"之说，即肾所藏之精是化生血液的原始物质，精血相互资生，互相转化，先天禀赋不足、肾脏素虚，后天失养，不能奉养先天之精，房劳或烦劳过度均可损及肾脏，导致肾虚精不化血。肾精充足可输精于肝，在肝的作用下化为肝血以充盈血液，因此肝血不足之面色萎黄患者也常见腰膝酸软、神情呆钝、健忘等肾精不足之症，故脾胃虚弱和肝肾亏虚均与本病的发生密切相关。

（二）饮食不节是重要条件

《脾胃论·脾胃盛衰论》中提道："夫饮食不节则胃病……胃既病，则脾无所禀受，脾为死阴，不主时也，故亦从而病焉。"现代人生活、工作压力增大，劳逸饥饱不规律；或过食生冷，伤及脾阳；或暴饮暴食，过食肥甘厚味，滞碍脾胃运化；或年轻女性节食减肥；或老年人牙齿咀嚼功能差，食物烹饪方法不良，营养物质破坏而摄入不足，导致水谷不能化为精微，造血要素吸收障碍，终致气血乏源而生本病。饮食的消化吸收与脾胃功能密切相关，故饮食失节是脾胃功能受损的重要原因。

二、治则治法

（一）益火补土是根本治法

益火补土法是根据《难经·六十九难》"虚者补其母，实者泻其子"所论而设立的治法。《素问·阴阳应象大论》曰："南方生热，热生火，火生苦，苦生心，心生血，血生脾，心主舌。"按其本义，脾土之虚应当通过补益其母脏——心来治疗，但在后世医家将王冰"君火不主令"的理论引入阐释人体脏腑生理、病理关系之后，心君之火由相火代行，则为"益火补土法"所益之火为"相火"奠定了理论基础。

至宋元时期，如《济生方》言："大抵不进饮食，以脾胃之药治之多不效者，亦有谓焉。人之有生，不善摄养，房劳过度，真阳衰虚，坎火不温，不能上蒸脾土，冲和失布，中州不运，是致饮食不进，胸膈痞塞，或不食而胀满，或已食而不消，大腑溏泄，此皆真火衰虚，不能蒸蕴脾土而然。古人云：补肾不如补脾。余谓：补脾不若补肾，肾气若壮，丹田火经上蒸脾土，脾土温和，中焦自治，膈开能食矣。"该文以肾阳虚衰导致中焦不运化立论来解释不能食的机理，并创制了益相火、生脾土的代表方剂补真丸。而《太平惠民和剂局方》治泻痢方中，除使用人参、干姜、肉豆蔻、丁香等温中健脾的药物外，还常使用附子、乌头、茴香等温下焦肾阳的药物，如半硫圆、七枣汤。此外，《内外伤辨惑论》中有沉香温胃丸以治"中焦气弱，脾胃受寒，饮食不美，气不调和。脏腑积冷，心腹疼痛，大便滑泄，腹中雷鸣，霍乱吐泻，手足厥逆，便利无度"，方中除用人参、白术、丁香等温补中焦脾胃的药物外，还使用了温肾的附子、巴戟天、茴香，这也体现了温肾以助脾的思想。

而明清时期"命门火"理论兴起，则使益相火、生脾土的治法完全占据主导地位。众多医家皆认为"五脏之阳非此不能发"。如《景岳全书》指出："命门为元气之根，为水火之宅。五脏之阴气非此不能滋，五脏之阳气非此不能发。而脾胃以中州之土，非火不能生，然必春气始于下，则三阳从地起，而后万物得以化生。岂非命门之阳气在下，正为脾胃之母平？"且张景岳、王肯堂、龚廷贤等医家对不能食、泄泻等病的认识均从命火衰微不能生脾土立论。再障生血合剂为我院自制剂，就是通过温补肾阳以助脾阳，促其功能旺盛使精可化血，用于治疗各种贫血，在我院临床上得到广泛应用。

（二）健脾益肾

有研究表明，随着海拔升高，贫血的发病率和严重程度都随之增高。益火补土法是治疗本病的关键所在，而且青海地处青藏高原，平均海拔在 3000 米以上，一旦发生贫血，则临床症状表现较重，所以应适当运用改善高原缺氧的药物。笔者总结出以下方药：红景天 30g，党参 15g，白术 15g，茯苓 20g，黄芪 30g，当归 15g，熟地黄 13g，山药 15g，菟丝子 10g，淫羊藿 30g，仙茅 15g，肉桂 3g，鸡内金 30g，鸡血藤 30g，龟甲胶 10g（烊化），鹿角胶 10g（烊化），枸杞子 10g，大枣 10g，甘草 10g。本方以四君子汤和左归丸加减而成，方中红景天味甘、苦、涩，性凉，归肺、心经，能益肺清热，健脾补气，是补肺健脾的要药。现代药理研究表明红景天有抗疲劳、抗缺氧的作用，能降低心肌乳酸、脑乳酸的含量，改善心脑等重要脏器中药有氧代谢过程，临床上用于促进机体对急性缺氧环境的适应。枸杞多糖可改善缺氧条件下受到损伤细胞的活力，并抑制细胞凋亡，从而在体内发挥抗缺氧及心脏保护作用。故对高海拔地区的缺铁性贫血患者加用抗缺氧中药，能有更好的疗效。四君子汤健脾益气；当归、鸡血藤补血活血，使补而不滞；左归丸滋补肾阴；淫羊藿、仙茅、肉桂温补肾阳。全方共奏补脾肾、益气血之功。

（三）补益气血

补益气血也是本病的重要治法，取归脾汤之意，组成：太子参 30g，黄芪 30g，茯苓 15g，白术 15g，山药 15g，甘草

10g，当归15g，骨碎补30g，阿胶10g（烊化）。方以黄芪、太子参、白术、山药、甘草、茯苓益气以生血，健脾以资气血生化之源；骨碎补、阿胶滋肝肾，养阴血；当归补血活血。全方旨在益气补血。若发热、咽痛、咳嗽、舌红苔黄者，加杏仁、金银花、连翘、黄芩、鱼腥草清泄肺热，利咽止咳；若阴虚潮热者，加生地黄、玄参、知母、黄柏滋阴清热；若肾阳虚者，加仙茅、淫羊藿补肾济阳。

（四）调节饮食

应注重对患者的饮食指导，以求通过调摄饮食而调和脾胃，如偏阳虚者，建议食用羊肉、生姜、红茶、栗子、核桃等温补之品，忌生冷苦寒之品；偏阴虚者多食鸭肉、银耳、梨、柚子等甘凉滋润的食物，忌腥辣刺激、煎炸爆烤食物；夏季可适当食用香菇、银耳、薏苡仁等清补之品，避免不洁食物和冷饮；冬季可食用南瓜、小米、花生、坚果、苹果、姜茶等甘温之品。

缺铁性贫血的治疗当以"益火补土法"为基本治法，再辨证加减药物，同时注意饮食调节，根据患者体质给予适当的饮食建议。

治疗骨髓增生异常综合征的思路

骨髓增生异常综合征（MDS）是一组异质性后天性克隆性恶性疾病。其基本病变是克隆性造血干/祖细胞发育异常，导致无效造血以及恶性转化危险性增高。其基本临床特征是骨髓中造血细胞有发育异常的形态学表现和外周血中三系血细胞减少，以及转变为急性髓系白血病（AML）的危险性很高。本综合征的病因和发病机制尚未被完全阐明。临床上主要以病程进展的阶段作为分型依据。按照国际 MDS 预后积分系统（IPSS）对 MDS 进行危度分组，对于评估预后和治疗决策有重要意义。MDS 的治疗应个体化地分别决策：早期 MDS 患者应以提高血细胞数量和保持较好的生活质量为主要目标；晚期患者可考虑采用与 AML 基本相同的治疗选择。

虽然 MDS 就其实质来说是一组恶性克隆性疾病，转变为白血病的危险性很高，但患者的自然临床过程和转归差异极大，真正转变为 AML 的患者不超过总体的 30%。多数患者终其一生并未发生白血病转化，而是一直处于顽固性血细胞减少状态。这些患者生活和生命所受到的实际威胁是血细胞减少所引起的生活质量劣化和并发症，如感染、出血、贫血性心脏改变等。因此，MDS 的治疗必须个体化地分别决策。目前国际上治疗 MDS 的趋势是针对大多数病程平稳，以顽固性血细胞减少为主要表现，而基本上没有恶性表征的患者，特别是对于低危和高龄 MDS 患者，支持治疗是这些患者主要的甚至是唯一的治疗手段，以期获得长久的生存期。对于有明确白血病基本表征的患者，可考虑采用与 AML 基本相同的治疗选择，目标是杀灭恶性克隆，恢复正常造血功能。在给一个确诊的 MDS 患者进行治疗决策时，主要考虑以下三点：①患者的国际预后积分系统（IPSS）危度分组；②患者的年龄；③患者的体能状况。现今 MDS 的治疗选择主要有：①单纯支持治疗；②刺激正常残存造血干/祖细胞和（或）改善病态造血克隆的造血效率；③根除病态造血克隆并恢复正常造血。

对于低危组的患者，中医通过调节人体阴阳气血和脏腑经络的生理功能，去除肿瘤发生的土壤环境，改善症状，提高机体免疫功能，祛除病邪，抑制肿瘤的发展。骨髓增生异常综合征属中医"虚证""血证""髓劳"等范畴。

一、中医病因病机

（一）脾肾亏虚为本

本病病机以脾肾亏虚为本，中医学认为肾主骨，骨藏髓，髓生血；脾主统血，为气血生化之源，主四肢肌肉。血液的生成和输布与脾肾密切相关。脾肾的强弱决定了正气的盛衰，脾肾之间的功能协调对于生精化血起着重要作用。

骨髓增生异常综合征一般病程较长，常反复发作，大多患者表现为全身虚弱状态，症见头晕目眩、神疲乏力、腰酸肢软、脉细无力，故属正气亏虚、内脏虚损，尤与脾肾亏损相关。脾虚则气血生化无源，可致气血不足而出现头晕乏力、面色不华等贫血证候。脾虚统血无权，血溢脉外可致出血。肾阴亏虚，虚火内生，以致血中伏火，燔灼于内，伤及血脉，血溢脉外，可引起出血。正气亏虚，邪毒又乘虚入侵，正邪相争表现为发热。肾中阳气根于肾阴，具有温养脏腑的功能，肾虚则精气不足，无以生髓化血，导致骨髓造血功能紊乱或低下。一方面，肾精虚损导致肾阳不振，进而不能鼓动骨髓生血；另一方面，又因肾精亏虚，虚热内生，耗损阴津，日久精枯髓竭，无以化生气血。故脾肾亏损是导致气血不足、造血紊乱的根本原因。

（二）邪毒内蕴为标

邪毒是骨髓增生异常综合征的重要致病因素，这些邪毒能否致病，在一定程度上还取决于机体正气的强弱，尤其是脾肾两脏的功能状态。"正气存内，邪不可干，邪之所凑，其气必虚"，若正气亏虚，脏腑功能失调，毒邪留而不去，毒入骨髓，正邪相争，则出现发热；脾失健运，邪毒湿热内蕴，肝胆郁火，失于疏泄，胆汁渗于血液，溢于肌肤，则出现黄疸；邪毒燔灼，热入营血，血热内盛，耗气伤阴，或血中伏火，伤络动血，则见出血诸证；毒邪久留，耗损肾精，伤及肾元，肾失主骨生髓功能，髓不生血，精不化血，则为贫血；邪毒乘虚入侵，气血运行不利，夹痰、夹瘀，痰瘀毒邪内结，则表现为淋巴结肿大；或伤及肾阴，元阴不足，相火妄动，还可产生阴火，毒火为患可导致造血功能紊乱，从而转化为白血病、恶性病。邪毒入侵，正邪相争，可表现在骨髓增生异常综合征的不同阶段，骨髓增生异常综合征的转归亦取决于正邪斗争的发展趋势，正邪相争的消长，不仅决定着骨髓增生异常综合征的发生和病证的虚实，而且影响着疾病的发展变化和转归。因此邪毒内停是脾肾亏虚、脏腑失调的病理反映。邪毒既是骨髓增生异常综合征发病过程中的的病理产物，出现在骨髓增生异常综合征发病过程中的任何一个阶段，又可作为一种致病因素而加重出血，诱发感染，形成恶性循环，变证百出，缠绵难愈。邪毒内袭，留于体内，或影响气血化生，或扰血妄行，或积于脏腑，或阻滞经络，变生诸证。

二、治则治法

（一）治当健脾补肾，清热解毒

骨髓增生异常综合征发病机理主要为脾肾亏损为本，邪毒侵袭为标，治以健脾补肾，清热解毒。

脾肾亏损是导致气血不足、造血紊乱的根本原因，贯穿于骨髓增生异常综合征发病过程的始终。健脾补肾、填髓生血可以改善患者体质，增强机体抗邪能力，控制出血，促进骨髓造血细胞的增殖分化，是治疗骨髓增生异常综合征之根本治法。健脾益气可使脾气运化水谷精微，化生血液，统摄固脉，血循常道，不致外溢；益肾补元以填肾精，肾精充足，骨有所充，髓有所养，精血自生。健脾补肾又有健脾温肾和健脾滋肾之不同，常用健脾药物有党参、黄芪、白术、山药，滋肾常用熟地黄、鳖甲、制首乌、枸杞子、熟女贞子，温肾选用补骨脂、菟丝子、鹿角、杜仲、附子。同时根据中医"阴中求阳，阳中求阴"的理论，温阳为主时佐以滋阴之品，滋阴为主时佐以温阳之药，意在"阳得阴助则生化无穷，阴得阳升则泉源不竭"。有研究表明，补肾中药可以刺激骨髓造血，诱导造血细胞分化，并可提高机体免疫功能和应激能力，益气健脾药也有调整免疫功能的作用。

骨髓增生异常综合征的病机不仅为脾肾亏虚，更是一种虚实夹杂的病理改变。邪毒内停，久留不去，使脏腑得不到足够的营养物质和濡养温煦，会加重脏腑虚损表现，虚损又会加重邪毒形成。这种因虚致实、由邪致虚的恶性循环，使骨髓增生异常综合征病情进一步加重，久致髓海瘀阻，新血无以化生，出血更加不止。就治疗而言，单用补虚扶正，则邪毒不去，新血难生，妄用泻火解毒，易伤正气，宜清解邪毒，扶正祛邪。

邪毒既去，新血方生，还可防变，如重楼、白花蛇舌草、半枝莲、山慈菇。由于骨髓增生异常综合征患者正气亏虚，脏腑功能失调，使用清解邪毒药，当配用扶助正气药，如人参养荣丸加减，泻火不伤正，解毒不宜过，一般不要使用过寒伤中之品。如因虚致实，清解邪毒药更宜与健脾补肾药合用，如附子、干姜、白术、茯苓，起到标本兼施、相辅相成的作用，使毒去邪退、气生血长。研究表明，清解邪毒药具有抑制骨髓异常增生、调整机体免疫功能、诱导分化造血干细胞的生长、促进病态细胞的凋亡、加速骨髓微循环的新陈代谢等作用，从而有利于骨髓增生异常综合征骨髓的正常造血。

（二）难治型从泻肝法论治

骨髓增生异常综合征患者大多从脾肾热毒论治而获效，对于一些缠绵难愈、常规药物难以控制的患者，可用泻肝法收效。骨髓增生异常综合征患者肾虚阴亏，久虚不复，肝火伏热，阴亏越甚，以致水火失济，火热内盛，灼伤血络，引起各种出血。泻肝则抑火扶阴，固护精髓，有利于控制出血，化生气血，常用水牛角、牡丹皮、栀子、龙胆草。出血明显时，胸膈烦热、大便不畅、舌红苔黄者，在方药中加入生大黄以通腑泄热，对于止血往往有良好的效果。对于化疗后的骨髓增生异常综合征，加用清热解毒药如白花蛇舌草、半枝莲、黄连、连翘，常能取得良好的疗效。另外黄芪、鳖甲两味是治疗骨髓增生异常综合征的常用药，黄芪甘温益气摄血，鳖甲咸寒入肾填精。两者同用，益气而不助火，滋阴而不伤中，共奏益气摄血、滋阴养精之功。无论阴阳虚损，在辨证的基础上加用两味药物，黄芪去瘀生新，鳖甲祛瘀散结，两药相合，祛旧瘀，生新血，对于控制出血、预防复发和升高外周血象均有一定的疗效，而脾肾阳虚者用之尤宜。仙鹤草与虎杖的配伍也较常用，仙鹤草能收敛止血，虎杖可清热利湿，解毒散瘀。二者相伍，一收一散，相得益彰，血止而不留瘀，血行而不妄溢，最合止血消瘀之意。缠绵难愈者，加土鳖虫破血逐瘀，全蝎、蜂房攻毒散结。

对于骨髓增生异常综合征的治疗，当掌握好温补脾肾和清热解毒的力度，对于难治者可从泻肝法收效。

从温阳祛瘀法辨治过敏性紫癜

过敏性紫癜是临床常见的出血性疾病。这是一种由于机体对某些物质发生变态反应，因而在血管内出现 IgA 的沉积，引起小动脉、小静脉以及毛细血管通透性增强而导致的出血，属于出血性疾病的三大原因中的血管因素引起的出血。本病病因多种多样，所有有可能引发过敏的原因都可以引起此病，但明确的过敏原往往难以确定。

本病起病较急，症状多变，好发于 3 周岁以上小儿，尤多见于学龄儿童，男性儿童过敏性紫癜发病约 2 倍于女性儿童，但在成人男女中发病概率相同。发病前 1～3 周常有上呼吸道感染史，多于冬秋季发病。大多数患者呈良性、自限性过程，于数周内痊愈。但也有反复发作或迁延数月、数年者，约30% 的过敏性紫癜患者有复发倾向。

多数情况下过敏性紫癜是一种自限性疾病，予对症治疗、去除病因、补充电解质、维持水电解质平衡即可，激素的使用对防止复发及缩短病程并无益处。对于紫癜性肾炎使用免疫抑制剂配合中药常能提高疗效。

过敏性紫癜属于中医学中的"血证"范畴，与我国古代医学典籍中的"斑毒""葡萄疫""肌衄"相似。

一、中医病因病机

（一）先天不足为本，瘀血贯穿始终

本病由于个人先天禀赋不足，受外邪影响而发病，常见的

外邪因素包括食物药物过敏、花粉过敏、上呼吸道感染、蚊虫叮咬等。本病的外因与感受外邪有关，而内因则与先天肾精不足、后天脾虚、心肝功能失调有关系。其病机为血热、血虚和血瘀，与五脏密切相关。血生于脾，藏于肝，源于肾而主于心，五脏受邪，功能失调，可致血不循经外溢而为病。本病患者多数为先天阴虚，体质燥热，营血中已有伏火，受风热、湿热、药毒等邪气影响，导致两热相搏，血热炽燔，灼伤肤络，血溢肌表则发为紫癜。若热毒入侵胃肠，阻遏气机，将导致肠络受损，进而引起腹痛、便血等症状。若热毒深入下焦，将使肾络被灼伤，若热毒影响肾关，肾失封藏后将出现蛋白尿、血尿、少尿。若阻于关节，将导致关节肿胀、疼痛；或由于平日身体虚弱，免疫力低下，脾气虚而无法摄血，血失所附，血溢于脉中或留于肌肤，集于皮下，而发为紫癜。

《血证论》云："凡事物有根者逢时必发，失血何根，瘀血即成根也，故反复发者，其中多伏瘀血。"因此，瘀血是贯穿该病始终的病机，活血化瘀法也贯穿于本病治疗的始终。

（二）脾肾气虚，血溢脉外

《春秋繁露·五行大义》言："土生金。"脾阳温煦，则肺气充实。若脾阳不振，所生者不足，肺金化生无力。而肺主皮毛，肺气不足，外邪易侵，伤及阳络，遂成肌衄，皮肤上就会出现紫癜。脾土虚弱，肝木容易乘之，正如张隐庵云："土运不及，则化气乃灭，木反胜之，邪伤脾也。"脾为肝所乘，造成肝火相对旺盛，脾土愈虚，则肺金失养，肺金不能克制肝木，反为肝木侮之，如此则肺金更虚，肝火愈旺。肝火过旺，就会迫血妄行，血溢脉外，出现紫癜。土克水，而脾阳不实，则脾阳不能温煦肾水，造成肾水泛滥，肾阳相对虚弱。肾阳不足，一则无法温煦肝木，肝气不舒，久则郁结化热，热迫血行于脉外，发为紫癜；二则肾阳不足，固摄失司，血分流溢，精华外泄，表现为血尿、蛋白尿。阳损及阴，肾水不足，则无以制心火。心主血脉，心火旺盛，则血热妄行，溢出脉外，发为紫癜。《素问·气厥论》云："脾移寒于肝，痈肿筋挛。""脾移热于肝则为惊衄。"黄元御《四圣心源·气血原本》中说："血统于肝，凡脏腑经络之血，皆肝血之所流注也。"脾阳不振，可移寒于肝，肝寒则脏腑血脉挛收，脉络挛缩，血凝成瘀，瘀可致衄。同时可造成气机不畅，脉络不通，不通则痛，表现为腹痛等不适。同时，脾不温煦，湿气不化，郁久成热，脾有热亦可造成肝火旺盛，则迫血妄行而成紫癜。《难经·四十二难》云："（脾）主裹血，温五脏。"脾阳不足，不能温煦血脉，就会出现脉不摄血，血行脉外而出现紫癜。在过敏性紫癜的发病机制中，脾肾阳虚是其病机之一。脾肾阳虚，外邪易袭，诱发宿根，终而成衄。正如黄元御《四圣心源·衄血》直接概括："上热非盛，而衄证时作，则全因中下湿寒。"因此在过敏性紫癜的发病机制中，临床表现出的热象只是一种表热，并非真热。

二、治则治法

（一）清热凉血，活血止血

过敏性紫癜病理改变主要表现为抗原抗体免疫复合物 IgA 沉积在血管壁，使血管损伤，毛细血管通透性增加，释放出凝血因子，血小板功能增强，最终导致血管痉挛、血小板聚集及血栓形成。现代药理研究表明，活血化瘀类中药具有改善血液流变学及微循环功能、抗血小板聚集及血栓形成、降低毛细血管通透性、调节免疫等作用。因此，瘀血为本病核心机制，力抓活血之机，活血化瘀贯病程始终。本病属本虚标实之证，多因血热、瘀血在里，血热妄行，血不循经而致，当以活血化瘀、清热凉血为大法。

犀角地黄汤出自东晋陈延之《小品方》，该方用于治疗"应发汗而不发之，内有蓄血，其人脉大来迟，腹不满，自言腹满以及鼻出血、吐血不尽，内有瘀血，面黄，大便黑者"。赵献可曰："犀角地黄汤乃是衄血之本方，若阴虚火动吐血或咳咯者，可以借于成功；若阳虚劳力及脾胃虚者，俱不宜。犀角水兽也，犀角可以分水，可以通天，鼻衄之血，从任督而至颠顶，入鼻中，犀角能下入肾水，由肾脉而上引。地黄滋阴之品，故为对证。"孙思邈在《备急千金要方》论曰："犀角地黄汤，治伤寒及温病应发汗而不汗之内蓄血者，及鼻衄吐血不尽，内有瘀血、面黄、大便黑，消瘀血方……喜妄如狂者，加大黄二两，黄芩三两……无热，但依方不需加也。"《本草经疏》曰："犀角，今人用治吐血、衄血、下血，伤寒蓄血发狂谵语，发黄、发斑、疮痘、热极黑陷等证，皆取其入胃入心，散邪清热，凉血解毒之功用。"本方组成：犀牛角 30g，生地黄 24g，赤芍 12g，牡丹皮 9g。功用：清热解毒，凉血散瘀。主治热入血分证：身热谵语，斑色紫黑，舌绛起刺，脉细数，或喜妄如狂，漱水不欲饮，大便色黑易解；热伤血络证：吐血、衄血、便血、尿血等，舌红绛，脉数。本方还可治疗热毒深陷于血分所致之证。营热不解，深入血分，心肝受病；温热之邪燔灼血分，一则热盛血沸，必扰于心神，致烦乱谵语；二则热盛迫血妄行，阳络伤则血外溢，阴络伤则血内溢，离经之血又可致瘀阻而发斑。

（二）健脾化湿，益气摄血

在过敏性紫癜的整个病程中，都应该重视温补脾肾之阳。从病程来讲，起病之初，当辨析是何因引起本病，以祛邪扶正，佐以温阳。在此阶段，外邪强大，内在因素也不可能迅速解决，因此，祛邪的同时，一定要牢记脾肾阳虚才是本病病机的核心所在，否则会使本愈虚而标愈实，进入一个恶性循环。病程中期，正邪对抗，病情基本控制，或发展速度明显减缓，就该加强温阳健脾、固络止癜之法，酌情使用祛邪之药。待致病之邪已去，进入病程后期，则当以温补脾肾之阳、益气养血固络为要，切勿单纯使用寒凉之药。治疗时以温阳健脾、补气摄血之法，常用组方如下：淫羊藿 30g，桂枝 10g，生地黄 10g，仙鹤草 30g，党参 15g，炒白术 10g，白芍 30g，茯苓 30g，黄芪 30g，怀牛膝 10g，甘草 10g，滑石 30g，全蝎 3g。方中淫羊藿温阳补肾；桂枝温阳祛瘀通络；四君子汤益气健脾；黄芪益气活血，去瘀生新；怀牛膝逐瘀通络，引热下行；生地黄、仙鹤草凉血止血；滑石清热祛湿；全蝎攻毒散结通络。合并腹痛者加白芍、炒延胡索止痛；合并尿血者加白茅根、金樱子止血。

　　过敏性紫癜的病机以脾肾气虚、湿热内蕴、血溢脉外为基础，治疗当以健脾化湿、清热凉血、活血止血为主，切勿过用寒凉之药，伤及脾胃而加重病情。

淋巴瘤的中西医结合治疗经验

恶性淋巴瘤亦称为淋巴瘤，是发生于淋巴结和（或）结外淋巴组织的肿瘤，是一种可以高度治愈的肿瘤。淋巴瘤在我国比较常见并具一定特点。近30年来，由于免疫学和分子生物学的发展，医学界对淋巴细胞肿瘤的免疫学分型和功能有了比较深入的了解，对相关基因在淋巴瘤发生发展中的作用也正在阐明。在临床上，由于改进的新分类、分型、分期和治疗原则不断更新，包括靶向治疗药物在内的新药不断增多，特别是综合治疗经验的不断积累，使得淋巴瘤的治疗日趋合理，无论近期疗效和远期生存都有了相当改善。

淋巴系统恶性肿瘤可以发生在淋巴结、脾脏、胸腺等淋巴器官，也可发生在淋巴结外的淋巴组织和器官，可以进一步分为淋巴瘤、浆细胞肿瘤、淋巴细胞白血病三大类。对于淋巴瘤，目前国际上统一分为两大类，即非霍奇金淋巴瘤（NHL）和霍奇金淋巴瘤（HL）。

非霍奇金淋巴瘤为不同分化成熟阶段的 T 或 B 淋巴细胞恶性转化后，发生单克隆性异常增殖所致。大约70%～80%的 NHL 来源于 B 淋巴细胞。依据淋巴细胞的起源和成熟程度，可分为中枢和外周淋巴组织来源的 NHL。

霍奇金淋巴瘤又称为霍奇金病，其组织病理学特点与 NHL 有很多不同。诊断 HL 时重要的一点是确认受累组织中存在特征性的恶性细胞——Reed - Sternberg 多核巨细胞（R - S 细胞），R - S 细胞数量稀少，在 HL 的肿瘤组织中可以不足细胞总数的1%。已经有证据表明，大多数病例的R-S细胞来源于生发中心的B细胞。R-S细胞通常存在于高度反应性细胞的环境中，本身也处于激活状态，提示HL可能是一种慢性免疫刺激性疾病。

就其临床表现而言，该病属中医"瘰疬""痰核""恶核""石疽""失荣""癥瘕"等病范畴。

一、中医病因病机

（一）正虚为本，根在脾肾

本病的临床表现虽多以邪实首见，但正所谓"邪之所凑，其气必虚"，因脏腑功能失调、自身机体免疫功能减退，所以易感邪毒，或气血津液转输失常而邪毒内生，才发为本病，而溯本求源，根在脾肾。肾为先天之本，精血之源，主骨生髓，藏精且寓真阴元阳，为脏腑阴阳之根本。肾虚则精气不足，无以生髓化血，出现虚劳诸症。

脾为后天之本，水谷之海，能运化水谷精微以化气生血，滋养脏腑。脾肾互资互助，相互为用。脾所运化的水谷精微充养先天之精，肾气鼓动脾气运化水谷。两脏功能相互协调，则精血化生而源泉不竭。若肾虚精亏于前，日久则累及脾脏，脾失健运，可见乏力纳差等症；脾虚气血运化乏源，无以充养肾之精气，则进一步加重了肾精的亏损。

（二）脾肾阳虚，痰湿瘀毒互结

《类证治裁》云："结核经年，不红不疼，坚而难愈，久而肿痛者为痰核，多生耳、项、肘、腋等处。"淋巴瘤多与痰、瘀相关。诸多医家认为毒也是形成恶性淋巴瘤的主要原因之一，如朱良春教授认为，毒邪乃该病主要成因之一，周仲瑛教授之"癌毒学说"亦认为癌毒性猛且顽固，具有易流窜之特点。淋巴瘤的病理因素可以归结为"虚、痰、湿、毒、瘀",在正气不足的情况下,痰湿瘀毒内生,相互交结而发为本病。分析原因,包括因虚和因毒两个方面。一方面是正气亏虚,脏腑功能低下,阳虚水泛,水湿停滞,聚而为痰;或阳虚无力鼓动血行,导致寒凝血瘀;或肾阴亏耗,虚火内炽,灼津为痰;加之正气不足,卫外不固,诸邪毒气乘虚而入,侵淫于内,蕴结成痰;久病必虚,虚久必瘀。另一方面是邪毒侵袭,阻碍气机,气机不畅而致瘀,蕴久化热,耗灼津液而生痰。痰瘀既成,留于体内,与邪毒相搏结,留而不去,日久而形成痰核肿大,又耗伤气血,表现为失荣,发为败证。

二、治则治法

(一)健脾益肾贯穿治疗始终

脾肾亏虚是本病发生的内在原因,健脾补肾应当贯穿于整个治疗过程。补肾分温肾与滋肾,温肾常用鹿角胶、补骨脂、淫羊藿等温阳柔润之品,忌用辛燥峻猛之药,以免伤阴耗液。滋肾常用生地黄滋养益阴,慎用滋腻壅补,以免伤中碍胃,若用滋腻之品常佐以枳壳、木香、白豆蔻使补而不滞。

临证时常见有阴损及阳、阳损及阴甚则阴阳两虚者,根据阴阳互根互用之理论,阴中求阳,加山茱萸、熟地黄以滋阴,使阳有所附,以期达到"阳得阴助而生化无穷"之效。此外,用药时始终注意顾护胃气,防止药石败胃,意在健运脾胃方可发挥药效作用,反之"胃气一绝,百药难施"。故益肾同时不忘健脾,临床用药以黄芪、白术,配当归补气生血,山药、白芍益气养阴,陈皮、半夏、白豆蔻醒脾助运,黄连、吴茱萸柔肝健脾,鸡内金开胃和中以利脾胃吸收精微。

(二)化痰祛瘀,量力而行

《血证论》云:"血积既久,亦能化为痰水。""须知痰水之壅，由瘀血使然，但去瘀血，则痰水自消。"表明了本病痰浊常兼血瘀，既可因痰阻气滞，久而成瘀；亦可先由瘀血内停，导致气机阻滞，津液不行，聚而成痰，二者互为因果。常用半夏、浙贝母、夏枯草、瓜蒌、皂角刺等药化痰散结，气滞者佐以柴胡、木香、枳壳行气化痰，寒凝者佐以附子、肉桂温化寒痰，常用附子30g温阳补肾，肉桂3g引火归原。活血化瘀药常根据病程长短来选择，病程较短、瘀血轻浅兼见血虚者，常用鸡血藤、丹参、牡丹皮、当归补血活血以达祛瘀不伤正、活血不留瘀之效。若为气滞血瘀日久、瘀毒互结之重证，非破血消积之品难以收效，可予土鳖虫、水蛭、全蝎等药，临床使用应从小剂量开始，逐渐增加剂量，并配合益气扶正药物，以免攻伐伤正。

故恶性淋巴瘤的治疗，健脾益肾法贯穿始终，可根据合并的病理因素，或化痰，或祛瘀，活血化瘀药可根据病程长短来选择，疗效更佳。

慢性粒细胞白血病的中医辨治经验

慢性粒细胞白血病（CML）是一种由多能干细胞转化而来，以骨髓粒细胞系统无限制增生及部分分化为特征的白血病。其特点是产生大量不成熟的白细胞，这些白细胞在骨髓内聚集，抑制骨髓的正常造血，并且通过血液在全身扩散，导致患者出现贫血、出血、感染及器官浸润。它大约占所有癌症的0.3%，占成人白血病的20%。慢性粒细胞白血病可以发生于任何年龄的人群，但以50岁以上的人群最常见，平均发病年龄为65岁，男性比女性更常见。本病预后不良，生存期短，中位生存期仅23.5个月（1～106个月），急性髓系白血病转化的中位时间是21个月（3～94个月）。本病根据骨髓中白血病细胞的数量和症状的严重程度，分为三个期：慢性期、加速期和急变期，大约90%的患者诊断时为慢性期，每年约3%～4%由慢性期进展为急变期。

西医无系统治疗方案，近20年来，由于CML的分子靶向药物伊马替尼的研究成功，并得到临床广泛应用，使CML患者的预后得到显著改善，目前还研究生产了第二代酪氨酸酶抑制剂的CML分子靶向药物如尼洛替尼、达沙替尼、伯舒替尼等，这些药物显著地影响着CML患者的生存期。随着治疗手段越来越多，CML患者的治疗选择趋于复杂，中医工作者有必要结合我国具体国情探索出一套适合中国CML患者的中西医结合治疗方案，让更多的CML患者受益。

中医学中没有"白血病"这一病名，根据白血病证候特征，其属于"虚劳""血证""温病""急劳""积聚""癥积"等范畴。

一、中医病因病机

正虚邪凑是本质

本病或因体虚、乏力、瘦弱，归属于虚劳范畴，或因脾大、肝大、腹胀硬满，归属于"积聚""瘰疬""癥瘕"范畴，或因肌肤甲错、紫斑、尿血、便血等出血症状，归属于"血证"范畴，或因发热、烦渴、盗汗等，归属于"温病""热劳"范畴。还有现代医家根据病位病因，将其归属于"髓痨""髓毒""骨痨"范畴。

本病病机不外乎正虚邪凑，机体正气亏虚，卫外失司，虚邪贼风乘虚入内，毒邪乱其脏腑阴阳，伤骨及髓，故而发病。本病的发生关键在毒、瘀、虚，主要致病因素为毒邪，发病条件为正虚。正邪相争，正气虽衰，尚可与毒邪相抗，疾病在缓慢进展阶段。当邪毒强势，正气渐衰，毒蕴日久成积，毒瘀交结，癥积进展，伤及骨络则痛，毒热熏蒸则发热，热伤血络则出血，正伤精耗则血减髓枯。临床上多虚实互见，病机演变复杂多样，如急性期热毒不解，可内传心包而出现神昏谵语的症状；热毒炽盛，引动肝风而出现颈强、抽搐之症；晚期则由于邪伤正气，正气日衰，而出现脾肾阳虚、气血两虚之证。

二、治则治法

（一）扶正为纲

根据邪毒入血伤髓，产生瘀血之发病机理，以扶正祛邪为基本法则，辅以化瘀、散结、解毒之法。

扶正在于提高机体免疫力，抑制不成熟的白细胞恶性增殖，促进凋亡，患者常见乏力、低热、盗汗、消瘦等肾阴虚表现，治以滋阴补肾为本，常用生地黄、熟地黄、山茱萸、玄参、石斛、女贞子、墨旱莲。气血亏虚明显者，常用黄芪、当归、鸡血藤、红景天补气养血；脾肾亏虚者，常用淫羊藿、仙茅、五味子、白术健脾温肾，扶正适度，勿过之以助邪。现代药理研究表明红景天有抗疲劳、抗缺氧的作用，能降低心肌乳酸、脑乳酸的含量，改善心脑等重要脏器中药有氧代谢过程，临床上用于促进机体对急性缺氧环境的适应。太子参也有抗疲劳、调节免疫的作用。对于高原地区的患者，扶正也包括对缺氧状态的改善，所以加用具有抗缺氧作用的中药很有必要。

（二）化瘀为法

化瘀散结可消除瘀滞，散结消癥，畅通血脉，助解毒及扶正药物发挥效力，改善微环境。常用活血化瘀药，如丹参、红花、桃仁、川芎、赤芍；破血消癥药，如莪术、三棱、水蛭、全蝎；软坚散结药，如牡蛎、浙贝母、鳖甲、夏枯草。毒邪侵犯骨髓乃致病之因，毒不解则邪难除，应使用金银花、土茯苓、黄芩、黄连清热解毒；半枝莲、白花蛇舌草、夏枯草、苦参抗癌解毒，贯穿疾病全程。

本病治疗以扶正祛邪为纲，可根据气血阴阳不足选用补益之药，祛邪以化瘀散结为主，可根据瘀血的不同程度来使用化瘀药，每个患者根据辨证使用2~3味清热解毒药或抗癌解毒药。

中医辨治慢性淋巴细胞白血病的思路

慢性淋巴细胞白血病（CLL）是一种原发于造血组织的恶性肿瘤，肿瘤细胞为单克隆的 B 淋巴细胞，形态类似正常成熟的小淋巴细胞，蓄积于血液、骨髓和淋巴组织中。CLL 是欧美最常见的成人白血病，亚洲地区发病率较低，仅占白血病的 5% 以下，多见于老年男性。疾病特征为血液、骨髓和淋巴组织中小的成熟淋巴细胞的积聚，可引起淋巴细胞增多、骨髓白血病细胞浸润、淋巴结肿大和脾大。早期无症状的 CLL 不需要干预治疗，可定期复查，当符合以下指标时：①贫血和（或）血小板减少进行性，②脾脏明显肿大（左肋下 6cm 以上）或进行性肿大，③淋巴结进行性肿大或长径大于 10cm，④淋巴细胞计数明显增加：在 2 个月之内增加 50%，或 6 个月内增加一倍，⑤自身免疫性溶血和（或）血小板减少，且糖皮质激素疗效不佳，⑥体重下降，或明显乏力或发热 >38℃，或盗汗，可开始治疗。西医治疗根据个体选用化疗药、单克隆抗体等方法。

CLL 根据淋巴结肿大、肝脾肿大、贫血等特征，属中医"瘰疬""积聚""癥瘕""虚劳"等范畴。

一、中医病因病机

（一）风、痰、瘀互结为标

肺主通调水道，为水之上源；脾主运化水液，为生痰之源；肾主水。此病为肺脾肾三脏皆受累，以致体内水湿运化失司，内生痰湿，外受风邪侵袭，肝木失调，痰湿风毒互结，而致本病。

起居无常，寒温不调，感受外邪，邪毒入侵，中伤脏府，使其功能不利，气血失和；邪毒内聚，客阻经络，久则经络闭塞，结块成形。邪毒内郁，郁久化热，热熬津血，久而成结。邪毒与气血相搏结，滞留不散，交合而成块。邪毒郁之，化热生火，扰及营血，灼伤阳络，迫血妄行。

（二）正虚为本

慢性淋巴细胞白血病的基本病机为风、痰、瘀互结，与肝脾肾关系密切，初期以邪实为主，后期则正虚邪实并见。本病发生乃因先天禀赋不足或后天失养引起脏腑亏虚，外感六淫、七情内伤等引起气血功能紊乱，脏腑和经络之气失常，痰、瘀乘虚客于经络，滋生痰瘤、痰毒或积聚，使毒邪乘虚而入，导致本病。患者平素体虚或久病之后，或劳倦过度，致使正气不足，阴血耗损，精血亏虚，外来风邪乘虚而入，与痰、瘀搏结而成。脏腑失调是其内因，外邪是致病条件。

二、治则治法

中医在诊治慢性淋巴细胞白血病方面，需辨病与辨证相结合，根据本病不同病程、证候进行灵活的辨证施治。疾病早期和缓解后复发，邪实而正气未虚时，以攻为主；在疾病中期邪正斗争，正气渐虚而邪气尚实，治以攻补兼施；疾病晚期、化疗后期、全身衰竭期，以补为主，兼清热解毒。

（一）早期以祛风化痰、化瘀散结为主

慢性淋巴细胞白血病与风痰关系密切，因肺脾肾三脏虚弱，内生痰毒，或风邪侵袭肺脾肾三脏，风痰交阻而致痰毒，

故治疗上主张以治风为先,在疾病的不同阶段采用不同的治风方法。初期为风痰湿毒,以邪实为主,治拟祛风化痰,清利湿毒,同时理气化痰,解毒化瘀,多以二陈汤燥湿化痰,理气行滞,配以金银花、土茯苓清热解毒,山慈菇、苦参、白花蛇舌草解毒散结,夏枯草、浙贝母清肝解郁散结。

此期正气未虚,邪实正盛,当以祛邪为主,扶正为佐,治宜攻毒散结,活血祛瘀。对于此期瘀血的治疗,临床常使用川芎 6g 配伍当归 12g 以行气化瘀,养血活血。川芎以行气为主,当归以活血养血为要。两药相配,则祛瘀而不伤正,养血而不致血壅气滞。常用的化瘀药物还有鸡血藤、丹参、牡丹皮,若此期肝脾肿大及瘀血症状明显,亦可酌情使用土鳖虫、莪术、龙骨、牡蛎等软坚散结、破血消癥之品。

(二)中晚期以扶正补虚为主

慢性淋巴细胞白血病患者到中后期,以正虚为主,风痰湿毒留恋,治以补益精气,辅以祛风邪痰毒,常重用黄芪、人参大补元气,辅以肉桂、当归、熟地黄、肉苁蓉、鸡血藤益精填髓,补益精血;杜仲、醋鳖甲、墨旱莲、仙鹤草补益肝肾,滋阴潜阳。

此期一旦出现外邪侵袭,则表现为本虚标实之证,应先治标后治本,分清缓急。肺为五脏之华盖,最易受外邪侵袭,常表现为肺失宣肃之咳嗽、咳痰等呼吸系统症状。应先宣肺化痰止咳,可用桑杏汤,药用桑白皮、杏仁、前胡、沙参、象贝母、连翘、金银花。如有痰湿蕴于脾而出现的腹泻、大便溏薄,则健脾化湿,方以参苓白术散合白头翁汤加减,药用太子参、白术、茯苓、白扁豆、黄芩、黄连;如风热外袭见咽痛、头痛等外感症状,可加用柴胡、白芷、连翘、桑叶、菊花、黄芩;若有周身淋巴结肿大、肝脾肿大者,可配伍鳖甲煎丸、大黄䗪虫丸、西黄丸等以解毒活血,消肿散结,晚期可予中药扶正固本，提高免疫力，以达"正盛则邪不可干"之目的。

　　本病在正虚基础上，以风、痰、瘀互结而发病，治疗应根据病程分期论治，早期祛风化痰、化瘀散结为主，中晚期扶正补虚为主，若出现外邪侵袭则先治标后治本。

溶血性贫血的临证治疗思路

溶血性贫血是指由于红细胞过早、过多破坏而发生的贫血。如红细胞破坏速率在骨髓的代偿范围内，则虽有溶血，但不出现贫血，称为溶血性疾患或溶血性状态，骨髓有 5～8 倍的红系造血代偿潜力。当红细胞的寿命缩短至 15～20 天时，红细胞破坏速度超越了骨髓代偿造血能力的情况下，临床上就会出现贫血，这类疾病称为溶血性贫血。

溶血性贫血按其病因可分为红细胞先天缺陷所致溶血性贫血和后天获得性溶血性贫血。以上两类包括的病种很多，临床上常见的有遗传性球形红细胞增多症、蚕豆病、地中海贫血、新生儿溶血性贫血、阵发性睡眠性血红蛋白尿、自身免疫性溶血性贫血及感染、输血所致溶血性贫血。溶血性贫血根据其病情可分为急性和慢性两种，急性溶血性贫血临床上可表现为寒战、高热、腰背肢体酸痛、面色苍白、黄疸，其严重者可出现微循环障碍，少尿或无尿，患者易死于休克或急性肾功能衰竭。慢性溶血性贫血，患者有轻度或隐性黄疸，肝脾常肿大，并伴有淋巴结肿大，病情发展缓慢。

自身免疫性溶血性贫血（AIHA）是一种获得性溶血性疾患，由于免疫功能紊乱产生抗自身红细胞抗体，与红细胞表面抗原结合，或激活补体使红细胞加速破坏而致溶血性贫血。国外报道本病约占溶血性疾病患者总数的1/3。国内 AIHA 的发病率仅次于阵发性睡眠性血红蛋白尿，居获得性溶血性贫血疾患的第二位，女性多于男性，以青壮年为多，其中温抗体型约占 80%。

在中医学中虽然没有溶血性贫血一词，但根据本病的临床表现和病程转归，可将其归属于中医学"黄疸""急黄""胎黄""虚劳""虚黄""积聚"等范畴。

一、中医病因病机

（一）先天性溶血性疾病

本病主要是先天禀赋不足，肾精亏虚，加之脾胃虚弱，夹湿夹瘀而发病。

1. 先天不足

本病具遗传性，禀受于父母，因于父母幼小嫁娶，精气未充，气血未盛，或年迈得子，或父母体质素虚。父母精血羸弱不健，遗传缺陷，故胎禀不足，胎儿体质薄弱，生后发病。胎孕期间起居不慎、房事不节、饮食失调、外邪所伤、药物所伤等，均可损伤胎儿，胎儿失养则致胎弱。

2. 脾胃不足

本病起病或因先天禀赋不足，脾肾亏虚，精血化生乏源，水液输布失司，湿邪内生；或外感时邪入里化热，与内湿相合；或饮食劳倦失宜，伤及脾气；或七情过激，肝胆疏泄失司；或因病用药，药石与体不合，伤正助邪。诸因或致湿热内蕴，内阻中焦，伤气耗血；或熏蒸肝胆，胆汁外溢，不寻常道，浸淫肌肤，发为阳黄；或平素脾阳不足，湿从寒化而致寒湿为患，寒湿阻滞，瘀滞肝胆，胆失常道而发为阴黄；腰为肾之府，肾虚湿邪内陷，脉络瘀阻，经气不畅，则腰背疼痛；或湿邪阻滞，或气虚运血无力，或七情过激，气机逆乱，均可致水湿停聚，则见到腹部癥瘕痞块。

3. 湿热相搏

本病具有地区性，我国南方发病率高于北方，盖江南地区，滨海傍水，地热低洼，又多沼泽，气候湿热多雨。加之小儿稚阴稚阳之体，不耐邪袭，湿热之邪内蕴，交蒸于肝胆，肝胆失疏，胆汁外溢，浸渍肌肤，下注膀胱，则见耳目小便俱黄。青海地处青藏高原，由于气候寒冷、缺氧，居民血黏度高，饮食以辛辣刺激食物、牛羊肉为多，容易损伤脾胃，以致脾胃运化功能失常，湿浊内生，郁而化热，湿热交蒸，肝胆失疏，胆汁外溢，则为黄疸。

4. 肝肾阴虚

虚劳与阴虚内热体质有关。脾胃虚弱，气血两亏，两亏日久，累及肾阴，水不涵木，故见肝肾阴虚。先天不足，肾精匮乏，精亏无以化血，日久不复，亦可见肾阴虚，继而出现肝肾阴虚证，阴阳互根，阴损及阳或见肾阴阳两虚。阴血亏虚，阳气衰弱，则血流不畅，瘀结不散则成痞块。

本病多为本虚标实证，以肾精亏虚、气血不足为本，以黄疸、积聚为标，饮食失节是常见致病因素，并可导致本病复发。禀赋不足、湿热毒邪是根本原因。

（二）后天获得性溶血性贫血

本病既可因温热毒邪致病，也可因寒邪而患病。多由于脾胃虚弱，湿浊内生或外感寒邪，入里化热，湿热交织起病，病久损耗气血可出现气血、脾胃虚损。卫气虚弱，湿热或寒邪入里，湿热交蒸伤及营血；或寒邪入里，血受寒则凝，致气滞血瘀，进而均可引起"血气之败"，败血随胆汁外溢，发为黄疸，故病程中常见尿色加深、黄疸和寒热，病情常反复，常表现虚中夹实、本虚标实的特点。脏腑辨证以肾、脾二脏关系为最密切。

起病慢而易于反复，表现为虚实夹杂。部分病人有急性发作史，发作期间可见畏寒、发热、黄疸、腰背酸痛、尿色深如茶水甚至如酱油样。

以虚为本，气血双亏，甚则脾肾俱虚。病久易见面白、气短、懒言等气血两虚之证，甚则头晕耳鸣、纳少便溏、腰膝酸软。

虚中夹实，或由湿热之邪，或因寒邪致病，久病致虚，气滞血瘀，晚期常有积聚形成。

二、治则治法

（一）急则治标，利湿为要

本病急性发病多以黄疸、贫血为主要表现，严重者可出现溶血危象，多表现为面黄、乏力突然加重，皮肤黄色鲜明，目黄明显，伴急躁易怒、胁肋胀痛、口苦、尿如浓茶色，舌质红或暗，苔厚腻，脉弦数或滑数等，可有严重的腰背及四肢酸痛，伴头痛、呕吐、寒战，为溶血产物对机体的毒性作用所致，更严重者可致周围循环衰竭及骨髓造血功能衰竭，或由于溶血产物引起肾小管细胞坏死和管腔堵塞，最终导致急性肾功能衰竭。此系危急重症，重在早期抢救性治疗，一旦抢救不利可致亡阳、亡阴而危及生命，多表现为肝胆湿热证。治疗应急则治其标，积极应用茵栀黄注射液、清开灵注射液静脉输注，并用龙胆泻肝汤、茵陈蒿汤加减治疗，同时兼顾补养气血，病情稳定后再扶正。常用方药为茵陈、栀子、大黄、土茯苓、郁金、白术、白豆蔻、青蒿、佩兰、淡竹叶。方中茵陈清热利湿退黄，青蒿、大黄助茵陈清肝利胆泄热，遵仲景"诸病黄家，但利其小便"之诣；佐以太子参、白术益气健脾，脾气得健，水湿得运，湿邪自去；佩兰气味芳香，善于化湿醒脾；淡竹叶清热除烦，生津利尿；郁金行气活血，利胆退黄。全方配伍，共收清热利湿退黄之功效。纳少腹胀者加陈皮、佛手、木香健脾理气；少腹胀闷、尿赤者加泽泻、滑石清利下焦湿热；湿重脘胀者加半夏、厚朴理气利湿消胀；血虚者加黄芪、当归以补气养血。

阴黄者多为平素脾阳不足，感受湿邪而从寒化者，常以面色晦暗、周身乏力、皮肤及目珠黄染为主症，兼见食少纳呆、脘腹胀满、心悸气短、四肢困重、下肢浮肿、大便溏薄等，舌质淡胖，边有齿痕，苔白腻，脉濡细。宜治以温阳健脾，利湿生血。常选茵陈术附汤合小建中汤加减，药物有茵陈、白术、干姜、附子、桂枝、白芍、茯苓、黄芪、党参、炙甘草、饴糖。方中用茵陈利湿退黄，黄芪、党参健脾益气生血，附子、干姜、桂枝温中散寒，茯苓、白术健脾祛湿，白芍、甘草酸甘化阴，配合饴糖补中健脾。诸药合用，共奏温阳健脾、利湿生血之效。血虚明显者加当归、熟地黄补血养血，水肿明显者加猪苓、车前草利水消肿。

（二）缓则治本，扶正为要

本病慢性发病者多见气血两虚证和脾肾亏虚证。

气血两虚证多以面色萎黄或㿠白、头晕乏力为主症，兼见皮肤轻度黄染、唇白、心悸气短、神疲懒言、自汗等，舌质淡，舌体胖边有齿痕，苔薄白或微腻，脉细弱。本证多为病程日久，以气血亏虚为本，为正虚邪恋之证，治宜益气养血，健脾利湿，可选用归脾汤、八珍汤加减，常用党参、茯苓、白术、炙甘草、当归、白芍、黄芪、茵陈、陈皮、炒酸枣仁、远志。方中黄芪和四君健脾益气；当归、白芍养血补血；茵陈清利胆经湿热；陈皮理气健脾燥湿；酸枣仁、远志养心安神。诸药合用，共奏益气养血、健脾利湿之功。食少纳呆加鸡内金、焦三仙健脾和胃；便溏加白扁豆、山药、炒薏苡仁利湿止泻。

脾肾亏虚证多见面色萎黄或苍白、乏力、腰酸腿软、自汗、畏寒怕冷，兼见头晕耳鸣、心悸气短、食少便溏、夜尿频数，或伴皮肤轻度黄染，舌质淡胖有齿痕，苔白，脉沉细弱。

本证多为黄疸病程日久，脾肾双亏，气血不足，且有湿热余邪留恋，属正虚邪衰之证。因此补脾肾、益气血，佐以利湿退黄为其治法，方选右归丸合黄芪建中汤加减，常用药物有党参、黄芪、补骨脂、怀山药、女贞子、墨旱莲、当归、生地黄、熟地黄、杜仲、菟丝子、山茱萸、枸杞子、制附子、白术、茯苓、茵陈。方中黄芪、党参益气健脾补中，辅以白术、茯苓健脾渗湿；附子、菟丝子温肾阳，辅以补骨脂、杜仲以补肝肾，强筋骨；二地黄滋肾填精生血；枸杞子、山茱萸滋补肝肾；当归补血活血；茵陈清热退黄，合附子、白术成茵陈术附汤，可治脾阳不足之寒湿证。诸药合用，达到补益脾肾、利湿退黄之功效。阳虚甚者加淫羊藿、仙茅以温肾助阳，黄疸明显者加龙胆草、虎杖、泽泻清热退黄。

综上，本病正虚为本，湿邪贯穿始终。患病初期，以黄疸为主要表现，此时正虚不甚，当以祛邪为主；偏于湿热者当分清湿重还是热盛，热重于湿当以茵陈蒿汤加减，湿重于热以茵陈五苓散加减。湿热得祛，当注意补虚，可治以益气健脾、淡渗利湿或健脾益肾、填精益髓，以期气血早日得复。后期以气血亏虚为主，当益气补血，补肾生血，此时亦不能一味滋补，同时要注意加用健脾利湿、活血化瘀之药物，以防湿浊内生、瘀血阻滞，加重病情。

活用"血药"治疗原发性血小板增多症

原发性血小板增多症（ET）与真性红细胞增多症（PV）、原发性骨髓纤维化以及慢性髓细胞白血病（CML）均属于慢性骨髓增殖性疾病（CMPD），与后三者具有公认的临床和实验室诊断标准不同的是，ET 是一种只有通过排除反应性血小板增多症以及排除其他 CMPD 后才能诊断的疾病。

原发性血小板增多症是以外周血小板增多、形态和功能异常为特征的巨核细胞异常增殖的克隆性疾病。本病多见于中年以上的成年人，偶有儿童病例，无性别分布差别。约 20% 的患者，尤其是年轻患者，发病时常无症状，偶尔因血常规检查或脾大而就诊。1/3 患者就诊时表现为血管性头痛、头昏、视物模糊、末梢麻木感等症状。血小板虽多但功能多不正常，故多数患者以出血或血栓形成为首发表现。体征主要是脾大，可见于 80% 的病例，一般为轻到中度肿大。部分病例可转化为骨髓纤维化，部分转化为真性红细胞增多症或慢性粒细胞白血病。重要脏器血栓形成及出血是本病致死的主要原因。本病属于中医"癥瘕""虚劳""积聚"范畴。

西医治疗本病主要有羟基脲、干扰素－γ 治疗，此外还应给予阿那格雷、阿司匹林等降低血小板聚集，但是患者往往因不能耐受而停药。中医治疗本病具有一定优势，可在减少血小板数量的同时缓解西药所致的副作用。

一、中医病因病机

（一）虚毒瘀互结发病

本病主要与虚、毒、瘀三个方面密切相关。虚是起病之本，缘于先天不足和（或）后天失养、枉耗，而致正气不足，卫外失职，容易感受外邪；毒是发病之主因，原有正气不足，加之毒邪外犯，或情志不畅、起居不慎、饮食不调，内外相合，则脏腑、经络百脉、骨髓无不受累，《金匮要略心典》云"毒，邪气蕴结不解之谓"，故毒邪内停骨髓，蕴而不解，日久化瘀。瘀是病理产物，贯穿病程之始终，瘀血日久，阻滞气机，而致热、痰、湿、郁为患，久而凝聚，发为积聚。

（二）肝肾亏虚为本

本病多因先天不足、肝肾亏虚所致。肝藏血，肾主骨生髓，本病的病位在髓脉血络。患者先天禀赋不足，在后天饮食劳倦、女子经带胎产、情志不遂等诱因下，导致肝肾亏虚，阴血不足。一方面阴虚生内热，另一方面"阴血内弱，脉行不利"，血行不利停而为瘀，内热可致血液稠浊，血涩不畅，加重瘀血，血瘀又可蕴积化热而加重内热，进一步耗损阴液，两者互为因果。本病也属虚实夹杂，肝肾亏虚为本，瘀血为标。

二、治则治法

（一）凉血为主

本病患者虽存在肝肾亏虚，但往往正气尚可，临床表现以标实者居多，故临证组方仍以凉血化瘀为主，补益肝肾之药为辅。若辨治得当，一般预后良好。方以犀角地黄汤为主方配伍凉血化瘀、凉血止血、滋阴凉血药。

临床中要辨清瘀和热的轻重、出血与瘀血的轻重、阴伤与血热的轻重。热重瘀轻则重用清热凉血药，如紫草、大青叶；瘀重热轻则重用凉血活血药，如熟大黄、鸡血藤、地龙、水蛭；以出血为主要表现则重用凉血止血药，如仙鹤草、茜草；阴津不足加用滋阴凉血药，其中玄参、生地黄、石斛。这也是本病临床治疗的难点和关键点。

（二）活血化瘀

本病中医临证辨治以血瘀为中心，活血化瘀贯穿于治疗的始终，活血化瘀药物可以消除髓血瘀滞，通畅血脉，有助于气血和畅，预防疾病后期向骨髓纤维化或急性白血病转化。此法可用于疾病任何阶段，瘀象轻微时适量选加活血之品，如红花、桃仁、丹参、川芎、赤芍；若瘀象显著或因瘀而合并中风、胸痹、脉痹时，可酌情加大活血药量，如莪术、水蛭。活血破血药物可耗伤正气，需配合益气扶正药物同用，如人参、黄芪、山药、白术。此外，"气为血之帅，血为气之母"，活血散结与理气药物同用可事半功倍，辨证选用枳实、枳壳、厚朴、香附、乌药等药，以行气活血。

常用的治血药物既有共同作用，又有独特功效。水牛角凉血止血，清热力强；生地黄凉血止血，可养阴生津，退虚热；牡丹皮凉血活血，长于退虚热；赤芍活血化瘀，也可凉血；茜草既可凉血止血，又可活血化瘀；熟大黄既有凉血化瘀止血之效，又有祛瘀生新之功；玄参清热凉血，尚可滋阴降火；墨旱莲凉血止血，还可补益肝肾之阴，清虚热；白薇清热凉血，退虚热，除骨蒸劳热；地骨皮凉血止血，退热除蒸；当归、鸡血藤活血补血；仙鹤草性平，有收敛止血之功；地龙、土鳖虫、全蝎、鳖甲、水蛭为虫类药，破血消瘀通络功著，鳖甲还有滋阴作用。

（三）谨记防栓防变

本病为克隆性疾病，血小板异常增高，存在发生血栓和转化为血液系统恶性肿瘤的风险，血栓是本病致死、致残的主要原因，所以防栓防变至关重要。中医的治疗优势在于对整体机能的调理，通过四诊合参，辨明寒热虚实、阴阳表里，灵活运用化瘀消癥、行气活血、益气通络的方法，使气血和畅、阴平阳秘，以求未病先防、已病防变之功。临证之时，活血行气药物对预防血栓不可或缺，如柴胡、枳壳、延胡索、郁金、香附，同时酌情使用具有防癌抗癌功效的中药，如白花蛇舌草、半边莲、夏枯草。

中医治疗原发性血小板增多症具有一定优势，能使部分患者血小板减少，避免西药副作用，改善患者临床症状。活血化瘀法贯穿治疗始终，在辨证论治原则的指导下，临床根据不同的瘀血程度、瘀热轻重、治血药的特点来选用药物，加用适量行气、抗癌药，临床效果明显。原发性血小板增多症的患者保持心情愉悦亦是疾病缓解乃至康复的重要一环。

从脾肾论治系统性红斑狼疮

系统性红斑狼疮是一种较为常见的多系统脏器（皮肤黏膜、肺脏、肾脏、骨骼肌肉及脑部等）损伤的自身免疫性疾病，多发于中青年女性，病变多累及全身结缔组织，临床症状复杂且病程迁延，晚期多因脏器功能衰竭而死亡。西医治疗本病以糖皮质激素、免疫抑制剂、非甾体类抗炎药的使用为主。本病属于中医"斑痹""蝴蝶疮""浊毒"范畴。

一、中医病因病机

（一）从外感而言

《素问·生气通天论》中言："风雨寒热，不得虚，邪不能独伤人……两虚相得，乃客其形。"林佩琴《类证治裁》记载："诸痹……正气为邪所阻，不能宣行，因而留滞，气血凝涩，久而成痹。"阐述正气不足，外感六淫邪气，或曝晒日光，阻滞气血，凝结周身，发为痹病。

（二）从痰瘀而言

气滞、痰浊、热毒、风邪阻于经络，瘀血痹阻，久则蕴毒，痹阻气血，累及五体出现关节、肢体、肌肉酸痛，皮肤红斑以及肿胀变形等风寒湿痹表现；日久迁延，内舍于五脏，渐演变为五脏痹。脏腑受损，阴阳失调，痰瘀内生，有形之邪闭阻三焦，气化失常，精微物质不布，症状丛生。后世医家渐从痰瘀角度，动态阐释其各阶段复杂多变的症状，并合理推断病势转归。

(三) 从脾肾而言

本病多责于禀赋不足、六淫七情、辛辣肥甘、劳倦曝晒、天寒妊娠、内服药物等,属本虚标实证,本虚归于气虚、脾肾阳虚、肾阴阳两虚,标实为血热、瘀毒、热毒、痰浊胶固;与脾、肾、肝三脏关系最密切,病久则累及真阴元阳,多虚实互见。脾肾亏虚是发病的关键,渐至脏腑经络受损。《景岳全书·杂证谟》曰:"五脏之病,虽俱能生痰,然无不由乎脾肾……非此即彼,必与二脏有涉。"脾肾亏虚,脏腑功能衰退,气血失和,水谷津液运化失常而痰浊内生。《诸病源候论》云:"肾藏精,精者,血之所成也。"《张氏医通·诸血门》曰:"气不耗,归精于肾……化清血。"肾精不足,精血无源,继而气血失和,百病丛生。脾肾亏虚,濡养、藏泻失职,脏腑组织营养受限,机能紊乱,逐渐阴阳失衡,气血失和,经络不畅,加之久病精气耗伤,遂发展为系统性红斑狼疮。

二、治则治法

(一) 补益脾肾

免疫紊乱与中医脾肾亏虚的关系尤为密切,强调补肾温阳,既能促生长发育与生殖,又能抵御外邪以保卫机体,而滋补肾脏可有效纠正机体的免疫紊乱,促进生理状态的恢复。系统性红斑狼疮患者常见神疲乏力、少气懒言、腹胀纳呆、肢体肿胀、大便溏薄或少数兼有肾阴亏虚及舌红苔白或略腻、脉沉细等脾肾阳虚证候。治以健脾补肾,温阳利水,常用桂附八味丸合真武汤或五子衍宗丸加减。伴须发早白、目视不清者,加墨旱莲、女贞子、枸杞子滋阴补肾;伴夜寐不安、盗汗者,加酸枣仁、百合、龙骨、牡蛎滋阴活血安神;伴神疲乏力、畏寒怕冷者，加淫羊藿、仙茅补肾温阳；伴腰膝酸困疼痛者，加桑寄生、杜仲强壮腰膝；伴末梢循环障碍并脉管炎者，加土鳖虫、蜈蚣活血祛瘀。

（二）标本兼顾，攻补兼施

系统性红斑狼疮以益气养阴、补益气血、活血化瘀治其本，清热解毒、补益肝肾、养心安神治其标。治疗系统性红斑狼疮的纲领为急性活动期以清热解毒疗治其标，病情稳定再益气养阴，调理气血，补益肝肾，活血通络，然后根据各个脏器系统受累情况及特点，辨证选方，分而治之。标本兼顾，病证相辅，提倡免疫、肿瘤相关疾病中化痰散结、温阳通络法的运用，取虫类药如蜂房、僵蚕、蜈蚣、地龙，既可化瘀补虚，又可通络止痛。

补肾类中药可增强免疫功能，改善免疫紊乱状态，又可清除免疫复合物，减少系统性红斑狼疮复发概率。《温热逢源》云："因病而有蓄血，若温热之邪与之纠结，热附血而愈觉缠绵，血得热则愈形胶固。"然热毒有内外之分，不仅有邪毒直染，尚有内生的热毒。激素类亦属其中，多温补壮阳，易致阳盛阴耗，阴虚阳亢，毒热之邪益甚：一则气血失和，瘀阻经络，脏腑筋脉失养，骨痿则生；二则热毒炼液成痰，痰气交阻，气滞血瘀，水湿停滞，遂发痰浊、血瘀，其相当西医学骨质疏松症、血脂代谢异常、血管炎等。施治既要培补先天之不足，又要清化内蕴之瘀热毒邪，治以补肾养阴、清降虚热为主，常用熟地黄、骨碎补、鸡血藤、僵蚕补虚泻实，以起补肾滋阴、祛瘀通络、凉血解毒之功，长期煎服纠正体质偏差，提高自身抗病能力，降低狼疮性肾炎、狼疮性脑病等风险。

（三）滋阴与透邪并举

系统性红斑狼疮治疗应重视滋阴与透邪并用，倡导宜清补而不宜温补，同时要顾护脾肾，以平为期。根据患者的证候特点、体质、激素起始量及使用阶段来化裁用药，格外强调中药替代疗法，激素适度减量。初始阶段，清热解毒兼顾养阴；减量阶段，滋阴解毒，益气养阴；维持量阶段，滋阴祛瘀，益气温阳，补益肝肾。

（四）善用风药截断病程

临证多用荆芥、防风、连翘、紫苏叶、钩藤、白僵蚕、鸡血藤等风药，善治内外之风。如《类经·运气》云："亢者盛之极也；制者……亢极则乖，而强弱相残矣。故凡……则强者愈强……所以亢而过甚……必从而制之。"内风属阳邪亢、阴血弱，不能承制而化。本病使用风药意义有四：①本病在正气亏虚下，多由外感触发，仍有伏邪的可能，引发新的卫气营血传变，风药使用能够截断传变路径，降低新感概率；②风药能祛风胜湿，本病多兼夹湿邪，倘若与热相合，则更缠绵难愈，其使用有助通利气机，既能"透风于外"又能"胜湿于内"，以达湿热分消而泄的效果；③本病病程较长，久病入络，风药能够引经入络，引导他药直达病所；④病久多肾阴亏虚，阳气亢逆，填精养血，应用风药达滋阴潜阳、息风降火之目的。

本病治疗当以温补脾肾为主，在此基础上标本兼治，补肾与化瘀同用，滋阴与透邪并存，并善用风药截断病程。

论治痹病经验介绍

痹病系筋骨、关节等部位发生疼痛、重着、麻木、屈伸不利甚至关节肿大变形的病证。西医学之类风湿关节炎、风湿性关节炎、退行性骨关节炎、痛风等均属痹病范畴。西医治疗以手术、康复训练、使用非甾体类抗炎药为主。

一、中医病因病机

痹病发病，本虚标实。正气亏虚乃痹病发病的重要因素。正气不足，风寒湿邪乘虚侵袭人体，闭阻经络，气血运行不畅发为痹病。痹病大都病程日久，久病必瘀，久病必虚。正气虚衰，气虚不足，筋脉失于濡养加重发病。故辨证当抓住风、寒、湿、瘀、虚五点，且以虚为发病之本。肾主骨，主藏精；肝主筋，主藏血。肾精不足，肝血亏虚，则骨骼、筋腱失养，风寒湿三邪外袭营卫为痹，久之内舍于肝肾，出现内脏筋骨同病，本病故多有肝肾之虚。

二、治则治法

（一）痹病之病，当分寒热

痹病当有寒热之分，然寒痹居多。类风湿关节炎、强直性脊柱炎可归入寒痹一类，当温阳补虚，壮筋蠲痹。《素问·生气通天论》曰："阳气者，精则养神，柔则养筋，开阖不得，寒气从之，乃生大偻。"《景岳全书》云："痹本阴邪。"清热则痹愈甚，解寒则痹自消。寒为阴邪，当温之。温散、温通之品迫风寒湿三邪从肌腠而出，气血通行则痛止。且温补之品亦有益气血、强肝肾之效，临证之时常选用威灵仙、淫羊藿、仙茅等温阳之品。痛风性关节炎可归入热痹一类。《丹溪治法心要·痛风》"大率痛风，因血受热"中的"痛风"，基本上涵盖了西医学中的痛风性关节炎及其他关节炎的风湿热痹。治当清热祛风，除湿通痹。方可用白虎加桂枝汤、薏苡仁汤、三妙散加减，可加用防风、防己祛风湿，止痹痛；牛膝、木瓜补肝肾，壮筋骨；加延胡索、赤芍活血化瘀；乌梢蛇搜风通络，药达病所。

（二）痹病之治，顾护脾胃

治疗痹病，切忌过用寒凉克伐，应顾护脾胃，保护津液。"保得一分胃气，便增加一分生机"。脾胃为后天之本，气血生化之源，肾之精气、肝之阴血均有赖于水谷精微化生充养，使得筋骨关节得以滋养，气血畅行，营卫调和，邪无所附。脾失健运，则痰湿内生，流注关节，加重痹病。痹病如类风湿关节炎病程长，甚者终身用药，而部分祛风湿、通络之品易伤脾胃，故诊治痹病时更应强调荣护脾胃，顾护中焦。胃气存，邪不可干；胃气存，药效达。若脾胃受损，则药食拒而不纳，药效减之，当以理中汤合四君子汤加减。患者大便情况可详其脾胃虚实，随证加以黄芪、白扁豆等健脾益气之品。

（三）衷中参西，取长补短

在痹病的治疗中，中医长于治本，西医长于中靶，相互结合方能相得益彰。中医药可以使风寒湿之邪得祛、经络得通、骨节得利，从而达到控制病情、缩短病程、缓解症状的目的；西医解热镇痛消炎药可以使关节肿胀、疼痛、僵硬、功能障碍等症状迅速缓解，从而减轻患者的痛苦，提高患者的生存质量。临证治疗类风湿关节炎这一顽疾，常以中药合用甲氨蝶呤。糖皮质激素治疗痹病的副作用也十分明显，故在为痹病患者治疗使用激素时，应非常谨慎，免遗后患。除非其他治疗皆不奏效，或者出现严重多系统疾病如间质性肺炎等急性严重并发症者，一般不轻易使用。遇到已使用激素治疗前来就诊的患者，若初服，且剂量较小者，可直接停用；若久服，剂量大者，其激素不宜骤停，以免引起病情反弹甚至迅速恶化，应在辨证施治过程中逐渐减量至停服。中药可减轻激素之副作用，亦可增其作用。糖皮质激素性属温热，易于伤阴，用之时中药宜加女贞子、墨旱莲等补益肝肾之阴以减其药性；在撤减激素时，可加上具有类激素效用的温阳补肾类药物如淫羊藿、仙茅。

（四）善用虫药

痹病是风寒湿热客邪留于肢体经络关节所致，常表现为肢体筋脉关节的疼痛麻木、活动不灵。调理痹病应加虫类药物，如在治疗四肢窜痛的周痹时，重用乌头、露蜂房两味药物，其中乌头为散寒止痛之要药，露蜂房有消肿止痛之功，在用量方面，露蜂房 10～20g，乌头 5～10g，如药后功力不显，可添入络石藤、鸡血藤祛风散结。也可使用虫类药搜风通络止痛。全蝎息风镇痉，通络止痛，攻毒散结；蜈蚣祛风镇痛，攻毒散结；䗪虫主理血证，可散血瘀，消坚结，解凝活血，接骨续筋，消肿止痛；水蛭主逐恶血、瘀血，破血瘕积聚，利水道；地龙具有清热定惊、通络、平喘、利尿的功效。配合祛风湿常用的秦艽、羌活、独活，即成治疗痹病之良方。通过搜剔经络，行气活血，散结逐瘀，通利骨骼肌肉，彻底祛除病邪，收效可观。

痹病当中西医结合治疗，中医辨证分清寒热，辨证论治，同时顾护脾胃，还可使用中药减轻激素副作用，适量使用虫类药以搜风通络，化瘀止痛。

下篇 典型验案

久咳 1（肺腺癌）

孙某，男，72 岁。

肺癌 2 年余，加重伴咳嗽 2 个月。

初诊：患者于 2018 年 2 月 11 日确诊为右肺腺癌，双肺转移，纵隔淋巴结转移，曾服用靶向药吉非替尼 14 个月后耐药，又改服卡倍他滨 2 个月余无效，且伴有咳嗽气短，故停药来院求中医治疗。现症见：咳嗽、气短、乏力，时有咳血丝痰，肩背疼痛不适，纳呆少食，大便干，睡眠可。既往史：高血压病史 11 年，糖尿病史 5 年。舌质红，苔薄黄少津，脉右细弦滑，左弦滑。

辨证：气阴两虚，痰毒内结。

治法：解毒抗癌，益气养阴，化痰散结。

处方：金荞麦 20g，龙葵 10g，太子参 30g，夏枯草 20g，白英 30g，浙贝母 30g，杏仁 10g，龙骨 30g（先煎），牡蛎 30g（先煎），黄芩 10g，桑枝 10g，黄芪 30g，茯苓 15g，鸡内金 20g，蒲公英 30g，甘草 10g，北沙参 30g。每日 1 剂，水煎 2 次，分两次温服，30 剂。

此后，以上方为基础加减应用，每月就诊 1 次，坚持治疗，单纯中药治疗至今已 2 年余，每 3~6 个月复查，现病情稳定，无特殊症状。

【按】患者为老年晚期肺癌，在靶向药及短期化疗失败后改为纯中药治疗，以祛邪与扶正相结合、辨病与辨证治疗相合的原则予以治疗，处方清热解毒抗癌，化痰散结祛邪，伍以益气养阴扶正药，佐以醒脾和胃助消化之品，以保后天之本。方中清热解毒抗癌诸药是辨病治疗的体现。中药治疗达到体内邪正相对平衡，病情稳定。

久咳 2（肺癌）

郑某，男，60 岁。

间断咳嗽 6 年，确诊肺癌 5 年，发热 1 天。

初诊：患者间断咳嗽 6 年，确诊肺癌 5 年，干咳痰少，近 1 日有发热畏寒，舌红，苔白，脉浮细而数。

辨证：痰阻于肺。

治法：化痰止咳。

处方：乌梅、紫苏叶、姜半夏、杏仁、麦冬、浙贝母、葛根、淡豆豉各 9g，寒水石 30g，生甘草 6g。7 剂。

二诊：咳嗽止而热退。

【按】本方以一服散为基础方。一服散最早载于元代《世医得效方》，用于治疗肺虚久咳。方中乌梅敛肺止咳，紫苏叶、生姜疏风散寒，麦冬润肺，半夏、杏仁化痰止咳，生甘草调和诸药。去方中罂粟壳、阿胶等药，恐其麻醉镇咳，对肺癌不利，即使暂时见效，亦非良法。本方对肺癌顽固性干咳有较好的疗效，如阴虚甚者，可加天冬，重用麦冬；有寒象者，可加用细辛；热象重时可加生石膏、白毛夏枯草等；伴有痰血者可加花蕊石。

久咳3（右上肺中分化鳞癌）

关某，男，80岁。

反复咳嗽、咳痰20余年，伴右上胸痛、痰中带血半年。

初诊：患者自2006年5月右上肺反复发作炎症，行多次抗炎、抗痨治疗，病情时好时坏，持续低热。2006年9月患者再次发热合并右上胸痛，咳嗽吐痰，痰中带血。X线胸片示：右上肺不张，右上肺门肿物，肺癌可能性大。行支气管镜检查示：右上肺上叶开口处中分化鳞癌。患者年迈体弱，动则气喘，拒绝西医治疗，遂求治于中医。患者既往患慢性支气管炎、肺气肿26年，高血压10年。诊见患者胸憋气喘，咳嗽痰中带血，咽干喉燥，五心烦热，盗汗自汗，舌红少苔，脉细数。

辨证：肺肾阴虚，虚火上炎，灼伤肺络。

治法：润燥化痰，甘寒增液。

处方：百合固金汤加鱼腥草、仙鹤草。连服14剂。

患者上述症状缓解后用养阴清肺汤调养，一旦继发感染时加芦根、白茅根、金银花、白花蛇舌草，病情一直稳定，慢性气管炎也有明显好转。患者生活自理，还可访亲问友，直至2010年5月又出现发热，咯血窒息而死，未发现远处转移。

【按】患者年迈，肺肾两虚，肺主气，贯百脉而通他脏，肺气不足，气无所主，肾阴亏虚，虚火上炎，阴不敛阳，气不摄纳，而见喘咳之症。在治疗中不仅选用百合固金汤，还加用养阴清肺汤，用参、芪补肺益气，熟地黄、五味子滋补肾阴，以阴敛阳，纳气归肾，桑白皮、紫菀泻伏火下气消痰，尤适用于治疗老年肺癌。

噎膈（食管癌、贲门癌）

苏某，男，61 岁。

反复剑突下隐痛伴吞咽不畅 6 个月，确诊食管癌、贲门癌 2 周。

初诊：患者于 2019 年 5 月无明显诱因出血阵发性吞咽不畅，伴恶心、胃脘部隐痛，NRS（疼痛数字评分法）1 ~ 2 分，无呕血、黑便、黄疸、反酸、烧心，当时未予重视，故未行诊治。于 2019 年 10 月 15 日起，患者自觉吞咽不畅较前明显加重，进食较硬食物时尤甚，就诊于西宁市第二人民医院。胃镜提示：食管癌，贲门癌，慢性萎缩性胃炎。胃镜活检提示：（食管下段）腺癌、（贲门）腺癌。医生建议化疗但患者拒绝，今为求中西医结合治疗来我科就诊，门诊以"食管癌、贲门癌"收住入院。刻下症见：胃脘部隐痛伴吞咽不畅，偶有恶心，无烧心、呕吐、反酸，无咳嗽、咳痰，无腹泻、呕血、黑便。纳食夜眠可，大便二三日一次，小便正常。患者自发病以来体重下降约 3kg。舌暗红，苔黄厚，脉沉弦。

辨证：瘀毒互阻，脾胃气虚。

治法：健脾和胃，化瘀解毒。

处方：法半夏 10g，黄芩 10g，黄连 6g，紫苏梗 10g，广藿香 10g，党参 15g，刀豆 60g，藤梨根 15g，土茯苓 30g，白术 30g，肉苁蓉 60g，炒枳实 10g，柴胡 10g，陈皮 10g，砂仁 6g，土鳖虫 10g，干姜 10g，淫羊藿 30g。7 剂。

同时予化疗治疗。

二诊：胃脘部隐痛、恶心减轻，吞咽不利，化疗后感乏力、纳差，舌暗红，苔薄黄，脉沉。前方加鸡内金20g，藿香10g，紫苏梗10g，黄芪30g。14剂。

三诊：化疗后仍感乏力，余诸症减轻，守方继服15剂。

【按】食管癌以正虚为本，夹有气滞、痰阻、血瘀等标实之证。初起以标实为主，可见梗塞不舒、胸膈胀满、嗳气频作等气郁之证，或有胸膈疼痛、痛如针刺、痛处不移等瘀血之候，或有胸膈满闷、泛吐痰涎等痰阻的表现。后期以正虚为主，出现形体消瘦、皮肤干枯、舌红少津等津亏血燥之候，或面色㿠白、形寒气短、面浮足肿等气虚阳微之证。中医认为该病发病原因主要为：①七情内伤；②饮食所伤；③年老肾虚；④慢性胃病宿疾。治疗应重视脾虚气滞、痰瘀互结之关键，或祛邪为先，或扶正为先，或攻补兼施，辨而治之。该患者平素饮食辛辣刺激，损伤脾胃，脾失运化，水湿内停，日久化热，湿热内阻，瘀阻脉络，不通则痛，故胃脘部隐痛。加之该患者长期忧思恼怒，情志不遂，肝失疏泄，气机阻滞，横逆犯胃，胃失和降，而出现吞咽不畅、恶心。久病失治，继而瘀毒阻络，积聚成块而发为本病。四诊合参，本病证属瘀毒互阻兼脾胃气虚。治疗时应辨明标本缓急。治疗初起以标实为主，重在治标，以理气、化痰、消瘀为法。后期以正虚为主，重在扶正，以滋阴养血、益气温阳为法。但治标当顾护津液，治本应保护胃气，以健脾和胃、化瘀解毒、消肿散结为治疗思路。方中半夏辛温而燥，燥湿化痰，消痞散结，是和胃降逆止呕的主药，配干姜辛温，温中阳散寒湿；黄芩、黄连苦寒降泻，清热化湿和胃；紫苏梗辛香温通，长于行气宽中，温中止痛；藿香气味芳香，醒脾和胃，化湿止呕，行气止痛。二药伍用，相得益彰，理气宽中，消胀止痛。柴胡、陈皮、白术、砂仁疏肝理

气，健脾化湿；肉苁蓉、枳实、刀豆温中下气，润肠通便；土
鳖虫、藤梨根破血逐瘀，攻毒散结。诸药相合，标本兼治，调
和中焦，协调阴阳，健脾和胃，消瘀散结。

肠覃 1（直肠癌）

杨某，男，48 岁。

大便带血 1 月余。

初诊：患者于 2008 年 7 月无明显诱因出现大便带血，无
腹痛、腹泻，当地医院初诊为"痔疮"。患者于 2009 年 2 月在
我院检查，活检病理示直肠腺癌。医生建议手术治疗，患者因
症状不明显，不愿手术，遂到我科门诊服中药治疗。现症见：
便血，纳呆，舌红，苔黄厚腻，脉滑数。

辨证：湿热下注，浸淫肠道，灼伤脉络。

治法：清利湿热，凉血止血。

处方：苍术 10g，白术 10g，茯苓 15g，黄连 6g，黄柏 9g，
大黄 3g（后下），败酱草 20g，白头翁 20g，白英 30g。

患者服 14 剂后便血消失。

二诊：患者于 2010 年 6 月在我科化疗四疗程，方案为
FOLFOX，奥沙利铂 150mg d1，亚叶酸钙 200mg d1、d2，5 -
FU 1500mg 持续 24 小时 d1、d2。每 21 天为一周期，共用 4
次。华蟾素片长期服用。

三诊：患者化疗后于 2011 年 2 月在外院行放疗一疗程
（600GY），放疗期间患者出现腹泻及里急后重症状，予以中药
外洗：苦参 15g，黄柏 15g，马齿苋 30g，生甘草 15g。内服药

以健脾利湿为主，处方：茯苓15g，猪苓10g，白术15g，薏苡仁20g，桔梗6g，升麻3g，黄芪30g，党参15g，清半夏10g，鸡内金20g，山楂15g。10剂，日1剂，水煎服。

四诊：患者里急后重、肛门下坠症状已解，仍感乏力，舌红苔黄腻，脉沉。予以上方加半枝莲20g，白花蛇舌草30g。

患者长期服用上方，至今精神、体力均好，并能承担一定家务劳动。

【按】该患者病程较长，未行手术治疗，中药取五苓散和补中益气汤之意，桔梗和升麻意在解决患者放疗后出现的里急后重、肛门下坠的症状。用中药可缓解症状，延长病程，但未彻底解决肿瘤问题，脓血便反复发作，发病后进行化疗，才使症状彻底解决。

肠覃 2（直肠癌放化疗后复发）

李某，女，82岁。

直肠癌放化疗后3个月，便血半月。

初诊：2010年9月，患者因腹部持续疼痛1个月、大便秘结并带血而就诊于我院，经查诊为直肠癌，因年龄较大并有高血压、冠心病、糖尿病而无法手术，遂给予"希罗达"单药化疗，2周期后因副反应较大，于2010年12月停止化疗，后在肿瘤医院行放疗28次。患者半月前因左下腹坠胀疼痛、大量便血来诊。现症见：面色萎黄无华，头晕乏力，口干，心慌气短，腹胀腹痛，小腹及肛门坠胀，大量便血，夹有血块，大便干结，舌质暗，苔厚腻，脉沉弦滑。检查：白细胞计数

3.2×10^9/L，血红蛋白 78g/L。行结肠镜检查见：直肠距肛门 7cm 处有一个 4cm×6cm 大小肿块，质硬，固定，基底部可见多处出血，其周围肠黏膜广泛充血、糜烂，见多发出血点。

辨证：气虚血亏，湿热瘀结。

治法：健脾益气，利湿清热止血。

处方：黄芪 30g，太子参 30g，黄芩 10g，薏苡仁 30g，土茯苓 20g，黄柏 6g，蜂房 10g，赤芍 10g，白术 15g，防风 10g，地榆 10g，三七粉 3g（冲服），败酱草 20g，砂仁 3g。7 剂，日 1 剂，分两次口服。

同时配合肛门灌肠，处方：龙葵 20g，地榆 20g，仙鹤草 30g，三七粉 5g，苦参 30g，黄柏 10g，败酱草 30g。每日一次，保留 1~2 小时。

二诊：患者诉服药 2 剂后血即止，腹胀、腹痛明显缓解，仍感双下肢沉重、乏力，心悸，二便如常，舌暗红有瘀点，苔黄腻，脉滑沉而弦。治法同上，停灌肠，处方以上方加紫河车 30g，龙葵 30g。

三诊：患者腹胀、腹痛缓解，血已止，纳食较前明显增加，自觉精神、体力较佳。诊见面色转红润，舌暗红，苔白根略黄腻，脉沉滑弦。仍守上方加半枝莲 30g，白头翁 30g，萆薢 10g，又服 20 剂。

【按】本例诊断明确，经结肠镜检查证实为直肠恶性肿瘤，行化疗及放疗后出现放射性肠炎出血，患者每阶段的治疗均按中医辨证施治，根据病情的标本缓急随症施治。就诊初期，湿热瘀毒为患，以清热化湿、益气止血为主；待血止，实邪渐去，虚证呈现，以脾虚肾亏为本，故投以健脾益气、滋补肝肾之品，并始终坚持用清热解毒抗癌中草药，以控制癌瘤的发展。治疗中，贯彻"辨证与辨病相结合，扶正与抗癌相结合"的原则，扶正治疗以健脾益气养血为主，解毒抗癌则选用清热解毒、燥湿和中的中药。

肠风（放射性直肠炎）

宋某，男，48 岁。

大便时干时稀、时有便血 1 年余，加重 1 个月。

初诊：患者 1 年前出现大便时干时稀，时有便血，便血加重、便条变细 1 个月，结肠镜发现直肠肿物，遂行直肠癌根治术。术中病理示中分化腺癌，术后在肿瘤医院行局部放疗（具体不详）。放疗后期，患者即开始大便带血，大便不成形，每日 5～6 次，肛门下坠，小腹疼痛，放疗后诸症加重，遂来我科门诊就诊。初诊时患者还伴有纳食不香，面色萎黄无华，周身乏力，舌质淡红，苔薄黄，脉滑细略数。

辨证：热毒伤阴，湿热下注。

治法：清热利湿，凉血止血，涩肠止泻。

处方：太子参 20g，白术 10g，茯苓 15g，薏苡仁 30g，山药 20g，肉豆蔻 15g，陈皮 10g，焦六曲 30g，郁金 10g，木香 6g，黄柏 9g，车前子 15g，仙鹤草 30g，白茅根 30g。7 剂，日 1 剂，水煎服。同时服云南白药。

二诊：患者药后 2 周，便血减轻，纳食好转，体力有增，服药 1 月余，每日大便 1～2 次，便稀溏，腹部胀，肛门有下坠感，偶有大便带血，舌淡红，苔黄，脉沉细。原方加减：党参 30g，白术 12g，茯苓 12g，陈皮 9g，神曲 30g，鸡内金 12g，郁金 12g，杭白芍 30g，仙鹤草 30g，白茅根 30g，薏苡仁 30g，枸杞子 15g。

患者服用 2 月余，面色好转，大便有时溏，已无便血及肛门下坠，纳食正常。

三诊：手术后 1 年复查，肿物无复发转移，大便基本正常，无便血，无肛门下坠，面色红润，体重增长 3kg，各项指标正常，病情平稳，遂开处方长期服用：生黄芪 60g，沙参 30g，白术 15g，茯苓 15g，陈皮 10g，鸡内金 20g，女贞子 15g，半枝莲 30g，白花蛇舌草 30g。

【按】此例为直肠癌术后放疗所致放射性直肠炎，中医认为其病机为热毒伤阴，湿热下注，肠络阻滞，故治疗以清热利湿、凉血止血、涩肠止泻为主。本例患者还出现脾气虚弱的症状，故以健脾益气为主，再结合以上诸症，辨证用药，取得良好效果，临证治疗大便稀溏时不能一味地涩肠，要在健脾的基础上用药。

癌病（转移癌）

程某，男，70 岁。

腹部胀痛 3 个月。

初诊：患者于 2007 年 6 月行胃癌切除术后，出现不规则腹胀、腹痛，进行性加重。患者于 2007 年 9 月入院后经纤维结肠镜及病理检查诊断为降结肠上段管状腺癌合并腹膜肠系膜转移，肾转移合并肾盂积水。刻诊：面色黧黑，消瘦呈恶病质，腹胀且痛，频繁呕吐，饮食不下，大便数日未解，舌质暗红，苔黄厚，脉弦细。

辨证：气滞血瘀，热结腑道。

　　治法：理气化瘀，通腑泄热。

　　处方：方以木香槟榔丸合化积丸加减，木香、槟榔、青陈皮、黄柏、香附各 10g，枳实、五灵脂、莪术、大黄各 15g，莱菔子 30g，牵牛子 3g。水煎。

　　另用甘遂、田七各 2g，研磨加入煎液，用胃管注下。翌日患者矢气频作而解燥粪少许。

　　二诊：患者服药 3 剂后腹胀、腹痛缓解大半，解出粪便半痰盂。因恐攻伐太过，耗伤正气，将大黄减量，去甘遂，与下列方交替使用：西洋参 5g，麦冬、白术、鸡内金各 10g，怀山药、茯苓各 15g，炒薏苡仁 30g，土鳖虫 20g。水煎服。

　　患者服以上两方加减月余，上述症状逐渐缓解，续以第 2 方服 3 个月，半年后死亡。

　　【按】转移癌属中医积证范畴，积证见有积块明显，固定不移，痛有定处，病程较长，多属血分，病情较重，治疗较困难。本例为转移癌，就诊时证候明显，腹胀、腹痛，呕吐频频，饮食不下。治疗积证应辨初、中、末期虚实之不同，辨标本缓解之不同，本例急予理气、活血、软坚、通腑之大法，肠腑通后再予补气健脾、消积软坚之药物，坚持治疗，使转移癌患者生存质量明显提高，症状减轻，亦适当延长了生存期。

悬饮（渗出性胸膜炎）

王某，男，35 岁。

胸痛、咳嗽半月。

初诊：患者素有慢性胃炎，半月前感冒后出现咳嗽咳痰，胸痛，呼吸困难，甚或不能平卧，身热口渴，欲饮冷水，小便短赤，大便时干时稀，但肛门灼热，舌质红，苔黄腻，脉弦滑略数。检查：左侧呼吸运动减弱，叩诊呈实音，听诊呼吸音减低。胸片示左侧胸腔有积液。

辨证：饮停胸胁。

治法：清化痰热，逐水化饮。

处方：瓜蒌仁、生石膏各 15g，黄芩 12g，葶苈子、乳香、五灵脂、前胡、枇杷叶、大黄各 9g，黄连 6g。日 1 剂，水煎服。

二诊：患者连服前方 3 剂，大便溏泄 1 次，身不热，口不渴，咳嗽减轻，呼吸仍感不畅，仍宜清胸中之热，涤痰排液。处方：瓜蒌、黄芩各 15g，连翘、生石膏各 12g，葶苈子、乳香、枳壳、郁金、浙贝母各 9g，黄连 8g。

三诊：患者连服 5 剂，胸部胀满，身不热，心不烦。宜泻痰行水，下气平喘，予葶苈大枣汤加减。处方：葶苈子 12g，大枣 10 枚，黄芩、白术各 9g，砂仁 6g，甘遂 0.2g。

四诊：患者连服 3 剂，服后腹泻，泻后胸部舒畅，饮食增加。复查胸片提示胸腔积液消失。

【按】悬饮因痰热蕴结，水留胁下，咳吐胸胁疼痛，故先以黄连黄芩泻心汤清化痰热，再以逐水化饮之剂荡涤胸中积液。葶苈子为肺中气分药，可大泻肺中水邪。

癌性悬饮（癌性胸水）

曹某，女，73 岁。

右上肺癌术后 1 年半，气急 2 天。

初诊：患者于 2008 年 9 月 30 日因右上肺支气管腺癌（周围型）在某医院行手术治疗，术后化疗（GP 方案）4 次。2010 年 3 月 2 日，患者因气急住院，3 月 3 日胸片及 CT 发现左侧胸腔积液（中等量）；B 超示左侧胸腔积液，最深处 68mm×82mm。诊见咳嗽痰多，气促，胸闷隐痛，纳食可，舌质淡胖，苔少，脉细滑迟弱。

辨证：脾胃两虚，痰毒内聚。

治法：养肾健脾，肃肺化痰。

处方：黄芪 30g，白术 15g，茯苓 30g，陈皮 10g，太子参 30g，葶苈子 15g，杏仁 10g，紫菀 12g，连翘 20g，石见穿 30g，干蟾皮 2g，泽泻 10g，丹参 30g，降香 10g，淫羊藿 15g，肉苁蓉 20g，鸡内金 20g，红枣 7 枚。7 剂。

二诊：口水多，咳嗽有痰，喘减，胸闷稍减，寐尚安，纳增，舌质淡胖，苔少，脉细滑迟弱。治疗有效，宗原法出入，原方去降香，加紫石英 30g。

三诊：咳嗽减，少痰，呼吸较平稳，胸闷偶作，纳馨，舌质淡胖，苔薄白，脉细滑迟弱。治疗有效，宗原法出入。处方：生黄芪 30g，白术 15g，茯苓 15g，陈皮 10g，葶苈子 15g，杏仁 10g，紫菀 15g，款冬花 15g，重楼 15g，丹参 15g，菟丝子 15g，淫羊藿 15g，地龙 30g，焦山楂 10g，鸡内金 15g，干蟾皮 2g，半枝莲 10g。14 剂。

2011 年 6 月随访：患者病情稳定，查 CT 示左侧胸腔少量积液，B 超示左侧胸腔积液，最深处 32mm×42mm。

【按】癌症胸腔积液多由肺癌、乳腺癌等转移胸膜所引起，属中医的悬饮范畴，又以其病位、病证与普通外邪入侵、阻于三焦所致之饮停胸胁的悬饮不同，故有人称其为癌性悬饮。癌性悬饮虽称饮，但并非单纯的水停饮滞。津血同源，其运行皆以气为动力，无论血瘀或津停均可导致气之升降出入异常，而气阻又可致血瘀或津停，故在病理上痰饮瘀血每多相关，而瘀毒浊胶结又为肺肿瘤的基本病机，故对癌性悬饮治饮治水，而不化瘀解毒则难以奏效，因而常用清热解毒消肿之半枝莲、石见穿；又因气血津液得温则行，得寒则凝，则常配淫羊藿、肉苁蓉等温补肾阳药；脾为生痰之源，要从健脾利湿入手，多用茯苓、白术、陈皮；肺为贮痰之器，常用肃肺化痰之法，多用杏仁、葶苈子。

癌症癃闭（卵巢癌晚期）

赵某，女，62 岁。

排尿减少 2 周，加重 2 天。

初诊：患者卵巢癌晚期伴盆腔、腹部转移，腹水明显，住院治疗，无法手术。2 周来尿由少至闭，经用呋塞米等利尿剂，初能通，后无效。近 2 天点滴不通，病情转剧，脘腹胀急，膨隆，面浮足肿凹指，面色苍白，四肢冰冷，神疲乏力，口干，舌淡，苔灰黄，脉沉细。

辨证：肾阳亏虚。

治法：温阳利水，通闭救急。

处方：真武汤加味。制附子 10g（先煎），白术 10g，茯苓 20g，白芍 15g，生姜 10g，冬瓜皮 30g，桑白皮 10g，车前子 10g，土鳖虫 15g。

二诊：患者服 2 剂后，小便即利，但四肢厥冷，倦乏。原方去土鳖虫，加太子参 30g，黄芪 30g，服半月。

三诊：溲畅达，腹水及面足浮肿明显消退，诸症大减。

上方去冬瓜皮、桑白皮等，加半枝莲、白花蛇舌草等抗癌之品。

患者服用上方2月余，腹水消失，浮肿退尽，体力渐复，病情稳定而出院。

【按】本例病本癌病，复以癃闭告急，此为元气所伤，肾阳不足，气化无权，阴水内停所致。癌病本正虚邪凑所致，病至晚期，元气日亏，肾阳不足。肾者水火脏也，生命之根本，元气之所示，膀胱为表里，主气化利水湿。元气受损，肾阳不足，则温煦失司，气化无力，水湿不能化，膀胱失于利，遂致寒水凝结州都之官，而成癃闭，故以仲景真武汤加味，温壮肾阳，助其气化，复其温煦，温煦有变，气化失司，即小便得以通利，癃闭可解矣。

瘿瘤 1（甲状腺功能减退）

殷某，女，28岁。

发现甲状腺肿大2个月，乏力1个月。

初诊：患者3个月前因甲状腺肿大、心悸气短、性情急躁、食多消瘦、手颤就诊，诊为甲状腺功能亢进，用放射性碘131治疗2个月，症状消失。1个月前出现精神萎靡，倦怠乏力，浮肿尿少，嗜睡，饮食减退，怕冷，腰疼酸软，四肢厥逆，大便溏稀。查体：面色晦暗，颜面浮肿，皮肤粗糙，表情淡漠，嗜睡，毛发无光泽，甲状腺不大，无震颤，下肢轻度浮肿。舌质淡，边缘有齿痕，脉沉细。经检查，甲状腺吸碘率低于正常。

西医诊断：甲状腺功能减退。

中医诊断：瘿瘤。

辨证：肾阳虚损，脾阳不振。

治法：温补肾阳，健脾利湿。

处方：覆盆子 18g，狗脊、菟丝子、桑寄生、杜仲、泽泻各 15g，胡芦巴、巴戟天各 12g，白术、淫羊藿、紫石英、附子各 9g，紫油桂 6g，人参 4.5g（冲服）。

二诊：患者连服前方 5 剂，精神好转，食欲增加，四肢回温，已不怕冷，小便增多，浮肿消退，脉弦虚，舌质淡红。这是肾阳渐复、脾气键运之象，仍宜补肾健脾。处方：菟丝子、覆盆子各 15g，巴戟天、楮实子各 12g，紫石英、紫河车、鹿角胶各 9g，附子、紫油桂各 6g，人参 3g（冲服）。

患者连服 4 剂，精神清健，食欲正常，浮肿消退，以此方配成丸剂，长期服用以巩固疗效，半年随访未复发。

【按】本例属于中医瘿瘤范畴，因气血虚损，不能滋养脏腑，使各脏腑的功能衰退，而出现各种虚损证候。脾阳亏虚，肌肉失荣，肢体倦怠无力；脾失运化，肾阳衰微，水湿停聚而出现浮肿、溏泄。治疗以温补肾阳、健脾利湿为主，方中用覆盆子、菟丝子、狗脊、巴戟天、杜仲、淫羊藿补肾助阳；人参、白术补气健脾；泽泻利水祛湿；附子、肉桂补火助阳温中，鼓舞气血；紫石英、鹿角胶温补肝肾；楮实子为补脾肾之古药，补脾肾而不温，利小便而不伤正。脾肾之阳恢复，振奋生机，则脏腑功能旺盛，患者症状消除，恢复健康。

瘿瘤 2（甲状腺功能亢进）

刘某，男，35 岁。

心悸乏力 2 个月。

初诊：患者 2 个月前心悸手颤，身倦乏力，发热，情绪易激动，继而食量较多，身体逐渐消瘦，在某医院检查示基础代谢率增加，曾服甲基硫氧嘧啶、甲巯咪唑等药物无明显好转。现症见：消瘦，表情兴奋，双手震颤，睑裂增宽，眼球凸出，甲状腺肿大，局部可触及震颤，并听到血管杂音。甲功示：游离 T3 10.3pg/mL；游离 T4 6.2ng/dL，提示明显升高；促甲状腺激素 0.24IU/mL。舌质红，苔黄腻，脉虚数。

辨证：肝肾阴虚，痰热郁结。

治法：滋阴养肝，潜镇散结。

处方：夏枯草 24g，玄参、钩藤各 18g，磁石、山慈菇、海藻、昆布各 15g，浙贝母、胆南星、清半夏各 9g。

二诊：患者连服前方 3 剂，心悸烦热、手颤减轻，食量减少，脉细无力，舌淡苔微黄。这是肝热减轻、阴气恢复之候。

处方：夏枯草、玄参、钩藤、桑寄生各 15g，海藻、昆布、磁石各 12g，浙贝母、胆南星各 9g，黄连 6g。

患者连服 5 剂后诸症消失，食量不多，性情不躁，甲状腺肿大亦消，眼不外突，脉虚软，舌淡无苔。此方改为丸剂常服以巩固疗效，后患者检查基础代谢已正常。

【按】本病多因肝肾阴虚，肝失疏泄，痰热郁结，方以夏枯草、山慈菇清热散结；海藻、昆布、浙贝母化痰散结；玄参滋阴生津，壮肾水以制浮游之火，可清上泄下，且有除烦散结之功效；钩藤、磁石平肝清热镇敛；清半夏、胆南星除痰散结。

衄血（真性红细胞增多症）

江某，男，36 岁。

头晕头痛、齿鼻时衄半年。

初诊：患者半年来自觉头痛，眩晕，口鼻干热，齿鼻时衄，面色红赤，血压逐渐增高（由 90/60mmHg 升至 130/100mmHg），舌质紫暗，苔黄褐厚腻，脉沉弦而数。血常规示：红细胞计数 6.3×10^{12}/L，血红蛋白 205g/L，骨髓象增生明显活跃。

辨证：肝热上冲，瘀血内滞。

治法：清肝凉血，化瘀消滞。

处方：龙胆草 10g，黄芩 10g，栀子 10g，柴胡 10g，泽泻 15g，赤芍 10g，牡丹皮 10g，三棱 15g，莪术 15g，芦根 15g，青黛 3g，川木通 6g，生地黄 10g，菊花 10g。连服 20 剂。

二诊：患者服药 20 剂后头痛眩晕显减，出血已止，血压降至 100/70mmHg，红细胞计数降至 5.2×10^{12}/L，血红蛋白降到 183g/L。但患者出现乏力便溏，脉转沉细，前方减龙胆草、生地黄、芦根。

患者继服 3 个月，症状消失，血象及血压保持在正常范围内。

【按】衄血是指鼻、牙龈、耳、舌以及皮肤不因外伤而出血的病证，由于出血的部位不同，因而又有鼻衄、齿衄、舌衄、肌衄之称。该患者以齿衄、鼻衄为主症，证属肝热上冲，瘀血内滞。治宜清肝凉血，化瘀消滞，以寒凉直折其火，务使其大便通畅，实热外泄则血止。

鼻衄（原发性血小板增多症）

田某，男，37 岁。

左下肢肿胀伴头晕乏力、鼻衄 2 周。

初诊：患者因左下肢肿胀 2 周在外科就诊，诊断为左下肢静脉血栓形成，同时发现有头晕乏力、牙龈出血、鼻衄、盗汗。血常规示：白细胞计数 14.6×10^9/L，红细胞计数 4.98×10^{12}/L，血红蛋白 167g/L，血小板 752×10^9/L。B 超示：脾长 145mm，厚 51mm。骨髓穿刺示：骨髓增生活跃，巨核细胞增多，胞体增大，胞浆丰富，血小板成簇分布。诊断为原发性血小板增多症，曾予阿司匹林肠溶片、潘生丁治疗，血小板无明显下降，乃求中医治疗。诊见：头晕耳鸣，齿衄鼻衄，面部潮红，大便秘结，舌质红，苔薄黄，脉弦细。

辨证：肝郁化火。

治法：清肝化瘀，泄热通便。

处方：生地黄 15g，石决明 30g，赤芍 10g，牡丹皮 10g，黄芩 10g，当归 15g，龙胆草 10g，栀子 10g，青黛 20g，大黄 6g，黄柏 6g，木香 6g。日 1 剂。

二诊：1 个月后症状改善，血常规提示：白细胞计数 10×10^9/L，红细胞计数 4.52×10^{12}/L，血红蛋白 150g/L，血小板

510×10^9/L，均有好转，方药略有增减，继服，维持治疗。

随诊一年，上述症状俱失，病情平稳。

【按】血之运行，有其常道，肝郁化火，内迫血分，致脉络被伤，不能循其常道而血溢，故齿衄、鼻衄。血热为实证，气血充盈脉络则舌质红，脉弦，用龙胆草、栀子、青黛、黄芩、黄柏、大黄清肝胆之火，泄三焦之热，使血行其道，病情改善。

血积 1（原发性血小板增多症）

何某，男，53岁。

血小板增多7个月，头晕乏力伴肢体麻木3天。

初诊：患者7个月前在当地医院体检时发现血小板异常增高，无明显不适症状，血常规示：白细胞计数 8.6×10^9/L，红细胞计数 4.15×10^{12}/L，血红蛋白 146g/L，血小板 830×10^9/L。经骨髓象、JAK2V617F 突变基因检测、染色体、BCR/ABL 融合基因等相关检查确诊为原发性血小板增多症。当地医院建议服用羟基脲，患者担心药物副作用而拒绝，给予阿司匹林肠溶片抗凝治疗，病情相对平稳。近3天来患者出现头晕乏力，左侧肢体麻木，为进一步治疗，遂来我院就诊。就诊时患者头晕乏力，左侧肢体麻木，肢体倦怠，少气懒言，大便数日未行，神志清楚，精神尚可，面色晦暗，舌质淡，有瘀点、瘀斑，苔薄白，脉沉细涩。查血常规示：白细胞计数 8.7×10^9/L，红细胞计数 4.21×10^{12}/L，血红蛋白 142g/L，血小板 1120×10^9/L。头颅 CT 示：未见异常。

辨证：脾虚夹瘀，气血不足。

治法：益气健脾，活血通络。

处方：补阳还五汤合补中益气汤加减。黄芪 60g，当归 12g，赤芍 12g，地龙 6g，川芎 12g，桃仁 9g，红花 10g，人参 6g，柴胡 10g，白术 13g，升麻 6g，甘草 10g，火麻仁 20g，熟地黄 15g，山慈菇 13g，半枝莲 20g，阿胶 10g（烊化）。5 剂，水煎服，日 1 剂，分两次饭后温服。

二诊：患者肢体麻木症状已消除，头晕乏力、肢体倦怠明显减轻，大便亦较前通畅。血常规示：白细胞计数 $7.9 \times 10^9/L$，红细胞计数 $3.76 \times 10^{12}/L$，血红蛋白 128g/L，血小板 $815 \times 10^9/L$。原方黄芪减至 30g。

患者服药 6 周后症状均好转，复查血常规示：白细胞计数 $6.7 \times 10^9/L$，红细胞计数 $3.46 \times 10^9/L$，血红蛋白 139g/L，血小板 $310 \times 10^9/L$。

患者病情稳定，随访 1 年未复发。

【按】本患者诊断明确，系原发性血小板增多症，属于中医血积范畴，初诊时头晕乏力，肢体麻木倦怠，少气懒言，证属脾虚夹瘀兼气血不足，且具有中风先兆，故给予补阳还五汤合补中益气汤加减。气为血之帅，气虚则血行无力，清窍不得荣养，故见头晕；肢节百骸失养，故见周身乏力、肢体倦怠、少气懒言；血行无力，瘀滞于脉道，即为瘀血，瘀血流于体内或凝于脉中，属于病理产物，也是致病因素，瘀血的产生加重了肢体气血的亏损状况，"气虚则木，血虚则麻"，麻木的出现提示了中风先兆，如失于调治，则会出现风中脏腑，危及生命。补阳还五汤是治疗气虚血瘀的代表方，现代研究表明补阳还五汤可以增加血小板内环磷酸腺苷的含量，抑制血小板聚集和释放反应，抑制和溶解血栓，以改善微循环，促进侧支循环。补中益气汤可以益气健脾，补养后天之本，使气旺而血行。现代研究表明，补中益气汤具有抗基因突变和抗肿瘤作用，同时还能调节机体免疫功能，延长动物存活时间。患者大便数日未行，属于虚秘，在补气的同时给予火麻仁、熟地黄、阿胶以滋肾阴，补阴血，濡润肠道，促进排便；加用山慈菇、半枝莲则有清热解毒、防止癌变之意。诸药合用，标本兼治，故获良效。

血积2（原发性血小板增多症）

李某，男，60岁。

血小板增多伴间断头晕3个月。

初诊：患者3个月前无明显诱因出现头晕，当时无发热，无出血，未引起重视，未做正规诊查及治疗。此后病情逐渐加重，遂到青海大学附属医院就诊。查血常规示：白细胞计数 11.6×10^9/L，红细胞计数 3.85×10^{12}/L，血红蛋白 129g/L，血小板 1200×10^9/L。骨髓象符合骨髓增殖性肿瘤，JAK2V617F突变基因（＋），BCR/ABL融合基因阴性，染色体核型为正常核型。给予羟基脲1g/次，日3次，口服；阿司匹林肠溶片抗凝治疗。现为进一步行中西医治疗，故来我院就诊。刻下：神志清楚，精神尚可，面色暗而无华，唇甲青紫，头胀头昏，胸胁胀痛，失眠多梦，无咳无喘，无特殊体气闻及，未见斑疹，未触及痰核瘰疬，未触及癥瘕痞块，口干口渴，便干尿黄，舌质暗红，有瘀点，脉弦细。

辨证：气滞血瘀。

治法：行气化瘀，活血除积。

处方：血府逐瘀汤加减。当归15g，生地黄15g，桃仁

15g，红花 10g，枳壳 10g，赤芍 15g，郁金 10g，柴胡 10g，甘草 6g，川芎 15g，地龙 10g，木香 10g，蒲黄 10g，五灵脂 10g，酸枣仁 20g，夜交藤 30g。6 剂，水煎服，日 1 剂。

服用中药汤剂同时继服羟基脲 1g/次，日 3 次，口服。

二诊：患者服药 6 剂后，胸胁胀痛、失眠多梦症状缓解，血常规示：白细胞计数 $7.3 \times 10^9/L$，红细胞计数 $3.56 \times 10^{12}/L$，血红蛋白 121g/L，血小板 $1033 \times 10^9/L$。原方减蒲黄、五灵脂、酸枣仁、夜交藤，加白花蛇舌草 20g，半枝莲 20g，丹参 30g；同时羟基脲减量为 0.5g/次，日 3 次，口服。

三诊：患者继续服药 3 周，复查血常规示：白细胞计数 $5.1 \times 10^9/L$，红细胞计数 $3.56 \times 10^9/L$，血红蛋白 119g/L，血小板 $680 \times 10^9/L$，症状逐步好转。随证给予口服大黄䗪虫丸 1 丸/次，日 3 次，院外羟基脲逐渐减停。

患者现仍在治疗过程中。

【按】本患者因间断头晕而就医，原发性血小板增多症诊断明确，结合中医四诊，证属为气滞血瘀证，故给予行气化瘀、活血除积之血府逐瘀汤加减。患者胸胁胀痛，故加蒲黄、五灵脂行气化瘀止痛；失眠多梦，故加酸枣仁、夜交藤以养心安神；胸胁胀痛、失眠多梦症状缓解后停用上述药品，加用白花蛇舌草、半枝莲、丹参以求清热解毒，养血活血，防栓防变；患者血小板高达 $1200 \times 10^9/L$，属高危，故加用羟基脲，以求急则治其标，迅速降低血小板数量。中西结合，取长补短，攻补兼施，标本兼治，攻防兼备，疗效满意。

紫癜 1（过敏性紫癜）

杜某，男，8 岁。

反复双下肢出现瘀斑、瘀点 2 月余，加重 2 天。

初诊：患儿 2 个月前无明显诱因出现双下肢瘀斑、瘀点，曾在省儿童医院治疗，诊断为过敏性紫癜，予开瑞坦、维生素 C 等治疗后症状好转，但仍有反复，皮肤紫癜时起时消。患儿来诊前两天喝鸡汤后症状加重，皮肤瘀斑增多，伴腹痛，大便干结，舌苔黄厚腻，脉滑数。尿常规示：隐血（－）。

辨证：胃肠瘀热。

治法：清热化瘀，健脾化湿。

处方：清胃散加减。生地黄 10g，当归 10g，牡丹皮 10g，黄柏 10g，赤芍 10g，延胡索 10g，水牛角 30g（先煎），大黄 6g（后下），蝉蜕 6g，厚朴 3g，甘草 6g，土茯苓 15g，紫草 10g，薏苡仁 15g。日 1 剂，水煎服，并嘱服药期间仅服食白粥。

二诊：患儿 3 天后来诊，见全身无新出瘀斑、瘀点，原有皮疹逐渐消退，偶有腹部不适，大便软，日一两次，舌质仍红，黄腻苔已减。随守上方去大黄再服 3 剂。

患儿服药 3 剂后症状基本消失，继以调理脾胃法将息，嘱清淡饮食，随访 2 个月，未再复发。

【按】过敏性紫癜以下肢伸侧多见，属阳明经所过之处，与胃肠关系密切，正如《诸病源候论》中所说："斑毒之为病，是热气入胃，而胃主肌肉，是热挟毒蕴积于胃，毒气熏发于肌肉，状如蚊蚤所啮，赤斑起。"小儿脾胃本不足，病后初愈，应以清淡饮食为主，若食入肥甘厚味之品，致湿热内生，热伤血络而见瘀斑、瘀点，湿阻气机，气滞血瘀，滞于肠道则大便干结，腹痛甚或下血。又久病多瘀，《血证论》中指出"反复发作者，其中多伏瘀血"，故胃肠瘀热兼有湿邪为过敏性紫癜的常见病因病机，治疗以清胃肠瘀热为主，兼以化湿。

紫癜 2（过敏性紫癜）

王某，女，11 岁。

反复双下肢出现瘀斑、瘀点 4 个月。

初诊：患儿 4 个月来皮肤广泛出现紫癜已 5 次，曾住院 2 次，诊断为过敏性紫癜。患儿两周前出院，1 天前下肢又现紫癜，皮肤痒，腹痛，关节痛，舌花裂有赤点，脉滑细。

辨证：血热妄行。

治法：凉血消风。

处方：白茅根 10g，紫草 20g，赤芍 6g，白芍 6g，茜草 6g，丝瓜络 6g，乌梢蛇 9g，焦三仙各 6g，红枣 3 枚。日 1 剂，水煎分 3 次服。

患儿服上方 5 剂后紫癜减少，各症减轻，共服 12 剂后诸症消失。

【按】本例全从治络入手。血络为风热所犯，故从络治。方中白茅根、紫草、赤芍、白芍、茜草、丝瓜络凉泄络热，活络解凝；乌梢蛇祛络中久留之风热；大枣固其表卫之气；焦三仙和中助运。络气宁和，则紫癜消褪。

紫癜 3（过敏性紫癜）

孙某，女，49 岁。

间断双下肢红斑疹半年余，双前臂及下肢红疹发作 7 天。

初诊：患者 2012 年 2 月出现双下肢红疹，就诊于某医院，诊断为过敏性紫癜，予抗过敏、抗感染治疗 10 余天（具体用药不详），治疗后红疹消退。7 天前患者又发前症，发病时在某医院就诊，予头孢西丁、地塞米松、葡萄糖酸钙静滴 10 天，治疗后症状稍好转。现为求中医治疗，求诊于我科。现症见：红疹以双前臂、双下肢较多，略高出皮肤，压之不褪色，轻微痒感，伴口中发黏，不欲饮，便秘，三四日一行，眠可，舌质淡暗，苔少，脉细缓。

辨证：气血两虚，余热未清。

治法：益气摄血，凉血散瘀。

处方：生地黄 10g，当归 12g，赤芍 10g，牡丹皮 10g，水牛角 30g，太子参 30g，山药 10g，茯苓 15g，紫草 10g，地肤子 15g，仙鹤草 30g，生甘草 10g，川大黄 6g。水煎服，日 1 剂。

二诊：患者服药后，斑疹有新发，亦有消退，上方去山药，加连翘、白茅根以清热泻火，凉血止血。

三诊：患者诉症减，予上方继服。

四诊：患者诉停药后，红疹又发，伴头晕、双眼干涩，前方加山茱萸补益肝肾，收敛止血。

五诊：除双下肢及双踝部有散在出血点，再无新发，上方加山药补脾气，益脾阴。

六诊：患者诉服药期间双足踝仍时有红疹出现，前方去连翘，加炮姜，前后连服 20 剂，斑疹全消。

【按】"发斑，热炽也"。患者于半年前初病时出现双下肢皮肤紫癜，乃是由热迫血溢所致，虽经治疗，但余热未清，久滞体内，耗气动血，导致心脾气虚，脾虚不统血而致血溢脉外，郁于皮下，而见皮肤紫斑；脾运失健，水湿内停，致津液不得输布，故口中发黏。此案治疗以益气健脾、凉血化瘀为主，加炮姜以增其温经止血之功。

紫癜 4（过敏性紫癜）

马某，女，59 岁。

四肢反复出现瘀点、瘀斑 4 月余。

初诊：4 个月前，患者无明显原因四肢出现瘀点、瘀斑，未治疗，后反复发作，现为进一步治疗求诊。现症见：四肢密集的红色瘀点、瘀斑，部分高出皮面，色红，畏热，瘙痒，腹痛便溏，舌暗红，苔薄白，脉沉细。

辨证：脾虚血热。

治法：益气凉血，祛风化湿。

处方：黄芪 30g，白术 15g，防风 10g，甘草 10g，水牛角 30g（先煎），牡丹皮 10g，紫草 10g，当归 15g，仙鹤草 30g，生地黄 10g，地肤子 15g，炒蒺藜 15g，薏苡仁 30g，茯苓 15g，桂枝 10g。服 7 剂。

二诊：四肢瘀点、瘀斑明显消退，发则烦热，腹痛便溏，舌淡红，苔白，脉沉细。调方如下：黄芪30g，炙黄芪30g，炒白术15g，防风10g，甘草10g，当归15g，紫草10g，茯苓15g，桂枝10g，淫羊藿30g，陈皮10g，薏苡仁30g。稍加减服14剂。

三诊：2周来紫癜未发，腹痛、便溏、烦热亦清，上方加仙鹤草30g，怀牛膝10g。

患者巩固治疗1个月后随诊，未再复发。

【按】本例过敏性紫癜按中医辨证而言属脾虚血热，以致血液溢于肌表，而又见腹痛、腹泻、瘙痒，以风邪为主，故方予玉屏风散加紫草、仙鹤草、水牛角等凉血清热之品。西医认为本病属过敏性疾病，故辨证与辨病相结合，又选用了桂枝、防风、甘草等具有抗过敏作用之中药，治疗1个月后痊愈。

紫癜5（过敏性紫癜）

韩某，男，25岁。

双下肢反复出现瘀点、瘀斑半年。

初诊：患者2018年3月双下肢出现瘀点、瘀斑，未治疗，后间断出现，9月感冒后出现双下肢瘀点、瘀斑，伴瘙痒，一周后双下肢突然出现大片斑疹，并在当地医院就诊。查血常规示：正常；尿常规示：尿蛋白（＋＋），红细胞满视野，白细胞高倍视野，管型0~3（低倍视野）；肾功：正常。舌暗红，少苔，脉沉细。

辨证：肺肾阴虚，阴虚内热。

治法：养阴清热，凉血散瘀。

处方：生地黄 10g，牡丹皮 10g，茯苓 15g，泽泻 10g，黄柏 6g，知母 10g，赤芍 10g，水牛角 30g（先煎），山茱萸 10g，桔梗 10g，桑叶 10g，黄芩 10g，甘草 10g。7 剂，水煎服，日 1 剂。

二诊：患者服药后，皮肤紫癜明显消退。复查尿常规示：尿蛋白（＋＋），尿红细胞消失。上方加仙鹤草 30g，紫草 10g。15 剂。

三诊：患者皮肤紫癜消退，舌淡暗苔白，脉沉细，大便稀溏，腰酸困，考虑脾肾亏虚。处方：黄芪 30g，党参 15g，炒白术 15g，生地黄 10g，牡丹皮 10g，茯苓 15g，泽泻 10g（先煎），山茱萸 10g，黄芩 10g，桂枝 10g，淫羊藿 30g，甘草 10g，怀牛膝 10g，金樱子 20g。14 剂，水煎服，日 1 剂。

四诊：紫癜未再复发，诸症消退。复查尿常规：尿蛋白（－）。继续服上方加减治疗 2 个月余，尿常规持续多次正常。

【按】紫癜性肾炎以尿血为突出表现，属于中医尿血范畴。本病治疗宜活血不宜止血，虽镜下血尿亦然，以免止血而留瘀，便生他患。因此认为活血化瘀、健脾补肾是治疗紫癜性肾炎的重要治则，应贯穿始终。西医学认为本病采用抗凝剂及抗血小板聚集药是有益的，而许多活血化瘀中药具有此功能。另外，本病与呼吸道感染及肠道感染有关，所以治疗本病除活血化瘀外，尚需佐以清热、解毒、祛湿、疏风等法，有利于提高疗效。恢复期重在调理脏腑阴阳，尤宜养阴清热，扶正达邪，防止复发。

紫癜 6（免疫性血小板减少性紫癜）

李某，女，52 岁。

周身皮肤瘀斑、瘀点 1 年余，加重伴牙龈出血 3 天。

初诊：患者素有关节痛病史，近 1 年来皮肤瘙痒，搔抓后皮肤出现瘀斑，之后发现出瘀点，以四肢与胸部为多，近 3 天来牙龈出血约 2000mL，晚间溢血更多。患者发热、头痛、关节痛、尿血，用止血药及维生素等均未能控制出血，神志昏惑，牙龈溢血，四肢及胸部有散在出血点，舌质红苔薄黄，脉浮弦而数。血小板 $25 \times 10^{12}/L$，血红蛋白 98g/L。

辨证：毒热郁营，热迫血溢。

治法：清热解毒，凉血止血。

处方：金银花、大青叶、白茅根、藕节各 24g，连翘、大蓟、小蓟各 15g，牡丹皮 12g，赤芍 10g，石菖蒲、佩兰各 9g，黄连 6g，银柴胡 6g，水牛角 30g（先煎）。日 1 剂，水煎服。

二诊：患者连服前方 2 剂，汗出身热渐退，牙龈出血减轻，神志清楚，脉弦数。这是外热已清，营分之郁热尚未宣散，宜清营凉血止血。处方：白茅根 30g，金银花、生地黄、藕节各 24g，牡丹皮、仙鹤草、龟甲、茜草根、大蓟、小蓟各 15g，栀子、槐花、阿胶各 9g，黄连 6g，水牛角 20g（先煎）。日 1 剂，水煎服。

三诊：患者连服前方 5 剂，身热已退，牙龈已不出血，周身出血点已吸收，无新出血点，精神及食欲已恢复，仍倦怠无力，有时心悸气短，脉细软，舌淡红。这是营分之热已清，而中气仍虚弱，改用健脾养阴止血法。处方：白茅根 24g，生地黄、龟甲各 15g，生山药、乌贼、大蓟、小蓟各 12g，牡丹皮、白术、仙鹤草、茜草根各 9g，阿胶 6g，太子参 10g。

患者连服上方 4 剂，诸症痊愈，血液检查亦恢复正常。

【按】血小板减少性紫癜是以出血为主的病症，皮肤出现瘀斑、瘀点，属于紫癜范畴。本例由于外感邪热过盛，内伤正气，致阴虚内热，毒热伤及营血，损伤络脉，迫血妄行，溢于脉外，引起出血，血瘀于皮肤成为紫癜。治疗首先应清热解毒，凉血止血。用甘寒及苦寒清热解毒之剂兼起凉血化斑作用，如金银花、大青叶、白茅根、连翘，用甘凉的大蓟、小蓟等凉血止血，水牛角入营血，清血分毒热，解毒化斑，凉血止血，佐银柴胡清热凉血兼退虚热。二诊时外热已退，主要滋阴清营，加用生地黄、龟甲等，使虚火下降血可归经，用仙鹤草、茜草根凉血止血化瘀。三诊时因瘀血已吸收，无新出血，加用健脾益气剂，如生山药、白术，又加补气的太子参，使脾健中气充足，气能摄血，仍配以滋阴凉血、止血化瘀之剂，以巩固疗效。

紫癜 7（免疫性血小板减少性紫癜）

潘某，女，73 岁。

反复全身皮肤瘀斑、瘀点 4 年余，加重半月。

初诊：患者 4 年来皮肤反复出现瘀斑、瘀点，近半月来加重，伴疲乏无力。患者曾先后在省人民医院、青海大学附属医院住院治疗。骨髓穿刺结果示：免疫性血小板减少性紫癜。患者一直服用泼尼松治疗，初期治疗有效，但减量后血小板随之下降，血小板计数波动于 $7.2 \times 10^9 \sim 35 \times 10^9/L$，曾用丙种球蛋白冲击疗法治疗 2 次，效果不佳。来诊时患者仍口服泼尼松，10mg/日，躯干及颈部有散在淡红色针尖样出血点，库欣病面容，懒言少动，纳差，舌淡苔薄白，脉沉细。血常规示：血小板 $24 \times 10^9/L$。

辨证：脾肾不足。

治法：健脾补肾为主，兼以凉血止血。

处方：健脾补肾方加减。党参 15g，白术 15g，黄芪 30g，山茱萸 10g，制黄精 10g，淫羊藿 10g，墨旱莲 10g，女贞子 15g，仙鹤草 20g，陈皮 10g，茯苓 20g，龟甲 20g（先煎），甘草 6g。日 1 剂，水煎服。

继续口服泼尼松，10mg/日，并逐渐减量。

二诊：患者服药 5 天后来复诊，皮肤出血点消失，上方去仙鹤草，继续服用 20 余剂。

三诊：复查血小板 $20.2 \times 10^9/L$。

泼尼松减量至 6 月停药，其间曾有发热、鼻衄，血小板降低，但一直以中药辨证加减治疗，未增加激素剂量，感染控制后继以健脾补肾中药调理，前后共服中药 100 余剂，至 2010 年 12 月停服中药，患者体貌正常，多次复查血小板在正常范围。随访至今无复发。

【按】慢性 ITP 病情易于反复，治疗棘手，目前西医尚无特效治疗方法。在长期的临床实践中发现，其发病与五脏中的脾肾关系密切。血小板是血细胞的组成部分，而生血之本在肾，生血之源在脾，脾肾在血液的生化循行中起着重要作用。脾肾不足，则血之生化、循行失常而溢于脉外，以健脾补肾之法可取得较好疗效，临床大部分病例可逐渐脱离激素，获得临床治愈。

紫癜 8（免疫性血小板减少性紫癜）

张某，女，31 岁。

全身皮肤散在瘀点、瘀斑 1 周。

初诊：1 周前患者因感冒后，全身皮肤出现散在瘀点、瘀斑，分布不均匀，以颈部和四肢为甚，隐于皮内，压之不褪色，伴口干、口苦，无多饮，纳呆不欲食，大便干燥，二三日一行，小便短赤，汗出，无发热，无畏寒、寒战。患者既往体健，无出血病史。查体：全身皮肤出现散在瘀点、瘀斑，分布不均匀，以颈部和四肢为甚，隐于皮内，压之不褪色，局部无脱屑及丘疹，全身浅表淋巴结未触及肿大，咽红充血，胸骨无压痛，双肺呼吸音粗，未闻及干湿性啰音，肝脾肋下未触及肿大，舌红，苔薄黄，脉滑数。血常规示：白细胞计数 $4.5 \times 10^9/L$，中性粒细胞百分比 80%，淋巴细胞百分比 20%，红细胞计数 $2.9 \times 10^{12}/L$，血红蛋白 98g/L，血小板 $13 \times 10^9/L$。大便隐血试验：阴性。肝肾功、凝血、尿常规均正常。

辨证：邪热入里，迫血妄行。

治法：清热解毒，凉血止血。

处方：犀角地黄汤合四君子汤加减。生地黄 10g，赤芍 10g，牡丹皮 10g，水牛角 30g，黄连 3g，焦栀子 6g，大黄 10g，党参 15g，白术 15g，茯苓 15g，陈皮 10g，甘草 10g。3 剂，水煎服，日 1 剂，分两次口服。

患者拒绝住院，予醋酸泼尼松片，40mg/日，同时予抑酸、保护胃黏膜、补钙、补钾等预防激素的副反应。嘱禁食辛辣刺激温热之品。

二诊：服药 3 天，患者无新发瘀点，复查血常规示：血小板 $19 \times 10^9/L$。上方加黄芩 10g，仙鹤草 30g，再服 4 剂。

三诊：颈部瘀点减少，四肢瘀点无明显消退，复查血常规示：血小板 $21 \times 10^9/L$。前方去黄连，加连翘 10g，鸡血藤 30g，连服 2 周，醋酸泼尼松片原量继服。

四诊：颈部及四肢瘀点已完全消退，口干，气短，舌质红，苔薄黄，脉沉细。血常规示：血小板 $32 \times 10^9/L$。上方加补骨脂 30g；醋酸泼尼松片减量至 30mg/日，口服。

五诊：患者月经来潮，无其他出血情况。调方为：党参 15g，黄芪 30g，当归 10g，白术 15g，茯苓 15g，甘草 10g，仙鹤草 30g，补骨脂 30g，白芍 30g，黄芩 10g，黄柏 6g，鸡血藤 30g，全蝎粉 5g（冲服）。

至 2018 年 7 月复诊，紫癜未再复发，血小板稳定在 $58 \times 10^9/L$ 左右，予醋酸泼尼松片 20mg/日以巩固治疗。

【按】免疫性血小板减少性紫癜分新诊断的 ITP、持续性 ITP、慢性 ITP、重症 ITP、难治性 ITP，按病程的进展分为急性和慢性，该病例先有感冒，继而出现皮肤瘀点、瘀斑及其他出血症状，属急性。《诸病源候论》谓："斑毒之病，是热气入胃，而为主肌肉，其热夹毒蕴积于胃，毒气熏发于肌肉，状如蚊蚤所啮，赤斑起，周身遍体。"指出发斑是由于外感温热之邪，由表入里，毒蕴积于里，迫血妄行而发于肌肤，出现紫癜和其他出血症状。证为里热盛，故治以清热解毒、凉血止血法，药后出血即得到控制，但血小板未见上升。由此可见中药不是直接促使血小板升高以达到止血目的，而是以祛邪扶正调整机体内部的不平衡状态，使症状消除，进而促进血小板恢复正常。

癥积 1（慢性粒细胞白血病）

刘某，男，45岁。

头晕乏力 3 月余，伴四肢剧烈疼痛 2 天。

初诊：3 个月以来患者头晕乏力，反复感冒，至入院前一周，头胀，鼻塞，咳嗽，近 2 天突然出现双上肢骨节疼痛，渐延至两下肢，疼痛剧烈，服止痛片无效，并牙龈出血，口干苦而腻，大便秘结 4 天未解，小便尚可，纳食较差。查体：体温 36℃，血压 120/80mmHg，形体消瘦，精神萎靡，面色苍白，胸部皮肤有出血点 5 处，咽部稍红，牙龈多处渗血。肝在肋下 3cm，剑突下 4cm，质软无压痛，脾可扪及，舌暗红，苔白腻，脉弦数。血常规示：白细胞计数 112×10^9/L，原始粒细胞 0.04，早幼粒细胞 0.29，中幼粒细胞 0.28，中性粒细胞 0.09，淋巴细胞 0.13，嗜酸性粒细胞 0.03，血红蛋白 80g/L，红细胞计数 2.8×10^{12}/L，血小板 40×10^9/L；骨髓象有核细胞增生极度活跃；粒细胞：有核红细胞 = 3.65：1；粒系极度增生占 0.73，以原始粒细胞及早幼粒细胞为主，分别占 0.29 和 0.215，中晚幼粒尚属正常；成熟细胞比例明显减低；嗜酸及嗜碱性粒细胞可见，比例不增高，红系比例相对减低，占 0.3；各阶段细胞比例形态正常。诊断为癥积（慢性粒细胞白血病急变）。患者病情急重，以中西医结合治疗，住院后四肢关节疼痛剧烈，用盐酸哌替啶也不能止痛，给服牛黄解毒片后略有缓解。

辨证：瘀热互结。

治法：清热解毒，化瘀止痛。

处方：忍冬藤30g，连翘20g，赤芍10g，土大黄30g，黄芩10g，青蒿30g，柴胡10g。7剂，水煎服，日1剂。

二诊：患者服上药1周后，牙龈出血止，口干苦减轻，大便痛，疼痛减轻。仍面色萎黄，头晕乏力，舌苔薄，舌质较胖淡红，说明清热凉血之法已收敛。下一步当益气养血、健脾益肾、化瘀止痛三法同施，标本同治。处方：太子参30g，黄芪30g，土茯苓30g，牡丹皮10g，赤芍10g，甘草6g，土鳖虫20g，桑椹30g，虎杖30g，土大黄30g，三七30g，当归15g，枸杞子10g，青黛20g。

患者连服1个月，一般情况稳定，但昨起胸部、左上肢肘腕关节再次疼痛，继服原方，加茜草根30g，并加服大黄䗪虫丸。7天后疼痛消失，继服原方。

同时给予别嘌呤醇，化疗1疗程后，白细胞下降至1.0×10^9/L，但骨髓象未缓解。第二疗程后复查，骨髓象基本缓解。8月12日化验血常规示：血红蛋白95g/L，血小板75×10^9/L，白细胞1.6×10^9/L，未见幼稚细胞。出院休养。

【按】慢性白血病是难治之证，辨证皆为本虚标实之证，治疗时急则治标，缓则治本或标本兼治，结合化疗可取得一定的疗效。本例患者急性期以清热解毒、化瘀止痛为主，缓解期当扶正固本，故加用益气养血之法，疗效较佳。

癥积2（慢性粒细胞白血病）

张某，男，60岁。

疲乏无力2年余，发热咳嗽20余天。

初诊：患者 2 年前出现乏力，间断发作，20 天前因发热咳嗽不止来院就诊，发现血白细胞增多，经骨髓穿刺诊为慢性粒细胞白血病。患者自觉疲乏无力，腹胀，咳嗽，午后及夜间发热，体温 37～37.5℃。查体：面色无华，腹膨隆；脾大平脐，质地较硬，触痛（+），舌质淡暗，苔薄白，脉沉弦。血常规示：白细胞计数 83.2×10⁹/L，早幼粒细胞 5%，嗜酸性粒细胞 2%，嗜碱性粒细胞 3%，单核细胞 4%，血红蛋白 120g/L，血小板 85×10⁹/L。

辨证：气阴两虚，痰瘀互阻。

治法：益气养阴，化瘀散结。

处方：四君子汤合化积丸加减。太子参 30g，茯苓 15g，白术 15g，生黄芪 30g，当归 15g，牡丹皮 10g，三棱 12g，莪术 12g，青黛 10g，鳖甲 15g，生龙骨、生牡蛎各 30g，桔梗 10g，山慈菇 10g，生地黄 12g，甘草 6g，木蝴蝶 6g，青蒿 10g。水煎服，日 1 剂，分两次口服。

二诊：患者服药 10 剂后午后低热退，精神好转。查体：舌质淡，苔薄白，脉沉细，脾缩至肋下。血常规示：白细胞 42×10⁹/L，血红蛋白 115g/L，血小板 76×10⁹/L。

患者治疗有效，继服原方 1 个月后，血象回复正常，原方去青蒿、桔梗、木蝴蝶加减治疗。至今仍健康。

【按】患者就诊时为巨脾，其病机是气阴两虚，痰瘀内阻，气虚血瘀，发为癥积。正气不足为后天之本，邪毒致瘀为后天之标，邪毒伏髓之时，当以祛其标实为主，故应用化瘀散结、益气养阴法，达到扶正祛邪的目的。

癥积 3
（慢性粒细胞白血病伴骨髓纤维化）

王某，女，71 岁。

左胁肋胀满伴浮肿半年。

初诊：患者于 2009 年 2 月因发热不退、左胁肋部胀满而至某医院就诊。血常规示：白细胞计数 60.3×10^9/L，红细胞计数 2.9×10^{12}/L，血红蛋白 96g/L，血小板 513×10^9/L。骨髓穿刺示：增生极度活跃，以中晚杆细胞增生为主，pH 染色阳性。B 超示：脾明显肿大，长径 19.6cm，厚 6.3cm。诊断为慢性粒细胞白血病。曾予羟基脲 1.0g，每日 3 次；大黄䗪虫丸 0.9g，每日 3 次口服治疗。患者 2010 年 3 月来我科求治，血常规示：白细胞 9.8×10^9/L，红细胞 1.82×10^{12}/L，血红蛋白 58g/L，血小板 548×10^9/L；复查骨髓象示：网状纤维染色（＋＋～＋＋＋），中重度增生；B 超示：脾明显肿大，至脐下 3cm，厚 65cm，肝肋下 2cm。诊见：神疲懒言，面色萎黄无华，两胁肋胀痛，纳呆少食，大便干秘，溲黄量少，心慌气短，舌质淡暗少津，苔厚腻，脉沉弦。

辨证：热结血瘀。

治法：攻补兼施，祛瘀生新。

处方：停用羟基脲，给予清热祛瘀生新之当归龙荟丸加减。当归 15g，龙胆草 10g，栀子 10g，黄连 6g，黄柏 10g，黄芩 10g，大黄 3g（后下），芦荟 15g，青黛 10g（包煎），木香 10g，麝香 0.1g（另冲），太子参 30g，生地黄 10g，地骨皮

10g，三棱 10g，莪术 10g，丹参 30g，桃仁 10g，砂仁 3g，甘草 10g，车前子 20g，14 剂，日 1 剂，水煎服。

二诊：患者服药 14 剂后，低热已退，浮肿乏力气短减轻，胁肋胀满亦减，效不更方，方药略有增减，连服 10 余剂。

三诊：患者 1 个月后来诊，见精神面色较前明显转佳，两胁肋胀痛减轻，纳呆增加，大便调，舌质暗红苔薄黄，脉沉细。查体：肝肋下未及，脾平脐，全身无明显浮肿。血常规示：白细胞计数 8.6×10⁹/L，血红蛋白 92g/L，血小板 398×10⁹/L。继续从扶正祛邪、祛瘀生新论治，渐见其效。以当归龙荟丸 0.6g，每日 3 次，口服，并加养血健脾益气汤药。处方：黄芪 30g，太子参 30g，黄芩 10g，当归 15g，茯苓 15g，白术 15g，陈皮 10g，丹参 30g，桃仁 10g，青黛 10g（包煎），山药 10g，半枝莲 20g，车前子 20g，鸡内金 20g，甘草 10g，连服 3 个月。

后复查患者血红蛋白稳定在 100～110g/L，一般情况好。

【按】慢性粒细胞白血病伴骨髓纤维化使病情更趋复杂，脾脏巨大是本病的特征，临床上常见虚实杂夹、热结血瘀之证。治疗当攻补兼施，扶正祛邪，当归龙荟丸配合健脾养血补气之剂，攻中有补，祛瘀生新，使脾脏缩小，症状改善。

虚劳 1（甲状腺功能减退）

黄某，女，38 岁。

气短乏力、畏寒浮肿 1 年余，加重 1 个月。

初诊：患者浮肿、乏力气短、畏寒时轻时重 1 年，经西医检查确诊为双侧甲状腺肿大、甲状腺功能减退，经服用甲状腺激素效果欠佳。近1个月上述症状加重，现症见：面部及双下肢浮肿，四肢欠温，畏寒怕冷，倦怠乏力，气短，腰酸背痛，纳差，月经延后，量少色淡。查体：面色㿠白虚浮，舌质淡，苔白，脉弦细。免疫检查：FT3 13.56pmoL/L。甲状腺彩超示：双侧甲状腺肿大，其内血流较丰富。

辨证：脾肾阳虚，痰瘀内阻。

治法：温阳祛瘀，散结消肿。

处方：巴戟天30g，鹿角胶20g，肉桂10g，当归15g，白术15g，茯苓30g，三棱10g，莪术15g，淫羊藿15g，党参15g，黄芪30g，皂角刺20g，夏枯草20g。10剂，水煎服，日1剂。

二诊：浮肿消退，四肢转温，畏寒减轻，体力增强，活动后仍感气短，乏力，舌质淡红，苔薄白，脉弦细。经用温阳祛瘀、散结消肿法治疗，诸症缓解，而其元气亏虚之象仍存。

治法：益气健脾。

处方：补中益气汤加减。太子参30g，党参15g，升麻15g，柴胡10g，桂枝10g，黄芪30g，玄参10g，五味子6g，甘草6g，当归15g，茯苓15g，白术15g。15剂，水煎服。

后继服上方2个月，诸症好转。

【按】本案辨属虚劳证，究其病理变化可分为两个阶段，第一阶段以脾肾阳虚、痰湿内阻、气血瘀滞为主，第二阶段以脾虚气亏为突出表现，当分阶段辨证论治。由此可见，同一疾病在不同阶段根据病势发展，应采用不同治法，才能取得显效。

虚劳2（再生障碍性贫血）

吴某，男，19岁。

反复乏力，心悸半月。

初诊：患者半月来乏力，头眩，心悸，气短，经外院诊断为再生障碍性贫血，曾用泼尼松、输血等治疗方法无效。患者经常高热，身倦无力，食欲不振，牙龈出血和衄血。血常规示：血红蛋白43g/L，白细胞计数2.0×10^9/L，血小板15×10^9/L。骨髓穿刺检查提示：骨髓增生程度降低。舌质红，脉虚数，重按尚有力。

辨证：肾阴虚损，热毒郁闭。

治法：育阴凉血，祛邪解毒。

处方：生地黄30g，紫草根、龟甲各24g，石菖蒲18g，海螵蛸、代赭石、生山药各15g，茜草根9g，阿胶6g，赤芍10g，水牛角30g，血竭0.5g（冲服）。日1剂，水煎服。

二诊：前方连服5剂，衄血已止，热退，夜能入寐，食欲好转，身觉有力，脉虚软不数。唯大便溏稀，有时肢厥，是肾阴渐复、肾阳不振之象，仍宜补益肾阴肾阳，辅以健脾养血之剂。处方：生山药、巴戟天、何首乌各15g，当归12g，续断、补骨脂、磁石、紫石英、白术、五味子各9g，鹿角胶、甘草各6g，太子参20g，鹿茸0.5g（冲服）。

三诊：患者连服此方3周，心悸气短减轻，夜能入睡，食欲恢复，身觉有力，唯牙龈仍有时出血，于原方加生地黄、牡丹皮，外用止血粉，以治齿衄。外用止血粉方：煅石膏6g，枯矾、儿茶、血竭各 0.9g，冰片 0.15g，共为极细面。涂牙龈出血处。

四诊：之后处方根据症状，略有加减，连服 6 周，心悸气短减轻，心不烦热，夜能安眠，脉沉敛不数，是郁热清解、阴气渐复之象，改用凉血镇冲止衄法。处方：生地黄、小蓟、生赭石各 24g，珍珠母、生龙齿、磁石、海螵蛸各 18g，阿胶、栀子炭各 9g。

五诊：患者连服前方 5 剂，诸症消失，食欲增加，身觉有力，脉沉缓，舌质淡。唯脘满便溏日 2~3 次，四肢厥冷，为脾肾阳虚之象，治宜健脾补肾，育阴养血。

处方：枸杞子 15g，当归、生山药各 12g，何首乌、补骨脂、鹿角胶、磁石、巴戟天、白术各 9g，肉桂 3g，甘草 3g，太子参 20g。

【按】本病案属中医虚劳、血证范畴。肾虚表现较突出，治疗先予滋阴健脾养血后肾阴恢复，本病缓解过程常由肾阴虚转化为肾阳虚，治疗应先凉血止血，病情稳定后再用温润养阴法，证无热象，方可用温补（阴阳双补）。

虚劳 3（缺铁性贫血）

吴某，女，64 岁。

乏力、失眠、头晕 3 年余，加重 1 个月。

初诊：患者于 3 年前无明显诱因出现头晕乏力、失眠、耳鸣、心悸、胸闷气短，活动后上述症状明显加重。患者近半年来脱发明显，甚至畏惧梳头，两胁胀痛拒按，气紧，胸闷，叹气则舒，睡则汗出，眼皮重，喜闭目，心烦急躁，委屈欲哭，情绪低落，易怒，入睡困难，醒后难以入睡，甚至彻夜不眠，五心烦热，记忆力减退，大便干燥。患者先后在青海省各大医院多次住院治疗，行血液及骨髓检查，诊断为缺铁性贫血。外院腹部彩超示正常；心电图、头颅 MRI、脑血流图均正常。患者已服中药百余剂，效不佳，经亲戚介绍，来我院血液科就诊。查体：神志清，精神差，懒言少动，面色萎黄、晦暗，形体消瘦，舌质淡暗，少苔，脉沉细弱弦。

辨证：气阴两虚兼肝郁。

治法：益气养阴，养血安神，疏肝解郁。

处方：当归六黄汤加减。黄芪 30g，当归 10g，生地黄 10g，熟地黄 10g，柴胡 10g，黄芩 10g，黄连 10g，黄柏 6g，酸枣仁 30g，合欢花 15g，合欢皮 15g，知母 10g，北沙参 20g，地骨皮 30g，牡丹皮 10g，川芎 10g，丹参 30g，甘草 10g。7 剂，水煎服。

二诊：患者服上方 7 剂后上症减轻，又服 7 剂，精神好转，疲倦乏力、眼皮沉重、手足心热、大便干燥减轻。处方：按上方加北沙参 20g，生龙骨 30g，生牡蛎 30g，知母 10g。10 剂。

三诊：盗汗止，手足心热明显缓解，大便基本正常，睡眠好转，精神明显好转，头晕、耳鸣减轻，可以进行活动。舌质渐红润，脸色晦暗之气渐退。处方：黄芪 30g，太子参 30g，白术 15g，山药 15g，茯苓 15g，陈皮 10g，当归 15g，白芍 30g，柴胡 10g，黄芩 10g，黄柏 6g，酸枣仁 30g，郁金 15g，竹茹 20g，肉桂 3g，丹参 30g，鸡血藤 30g，合欢花 15g，合欢皮 15g，珍珠母 30g，磁石 20g，甘草 10，琥珀粉 3g（冲服），全蝎粉 3g（冲服）。10 剂。

四诊：患者连服上方 20 剂后盗汗止未再发，手足心热消失，心悸好转，头晕、脱发明显减轻。

【按】患者脉沉细弱，两尺脉重按即无，为气阴（血、津液）两亏之脉；舌质淡白无华，懒言少动，坐卧即舒，动则累甚，面色苍黄晦暗，眼皮重，喜闭目为气阴两亏之象；气阴两虚，不能上荣于脑，故头晕而空；不能濡养于发，故脱发明显；不能养心，故心悸怔忡，失眠健忘；心虚则神不守舍，故多梦易醒，神志不宁；不能养肝，则肝失其柔和条达之性，遂致烦躁易怒；肝藏魂，《金匮要略》说："使魂魄不安者，血气少也，血气少者属于心，心气虚者；其人则畏，合目欲眠，梦远行而精神离散，魂魄妄行。"故恐惧而多梦；肾藏精，为人体生命活动源泉，《类经附翼》说："五脏之阴气非此不能滋，五脏之阳气非此不能发。"病者两尺重按即无，可知其肾精亦虚；汗为心之液，肾主五液，气阴两虚，心肾之液不能敛藏，则随阳气（虚阳）外泄，则盗汗之症作矣。气与血乃人体生命活动之重要物质基础，气血亏虚，则使气主煦之、血主濡之的作用减退，而脏腑则赖之以滋，神魂赖之以安，颜色赖之以润，营卫赖之以充，津液赖之以通行，二阴赖之以调畅，人之一身外有皮毛肌肉筋骨，内有五脏六腑，凡形质所在，皆气血之用也。治法当调补气血，补精、气、神，首用当归六黄汤＋酸枣仁汤益气养阴。

虚劳 4（肺大泡术后）

才旦，男，57 岁。

精神不振，形体消瘦 3 年余。

初诊：患者 3 年前因肺大泡行左上肺切除术，此后身体一直消瘦，精神不振，纳呆少食，懒言少动，曾服藏药治疗，但效果未显。现症见：食欲不佳，精神不振，平素胸闷，汗出较多，痰多，以白痰为主，口不干，喜热饮，稍受风即易流清涕，睡眠欠佳，大便素溏，日行 1 ~ 2 次，溲黄，面色无华，舌暗苔厚腻略黄，脉弦。

辨证：肺脾气虚。

治法：益气健脾，行气化湿。

处方：芪芍六君汤加减。黄芪 30g，党参 15g，陈皮 6g，法半夏 6g，白芍 10g，茯苓 15g，炒白术 10g，鸡内金 20g，炙甘草 6g，当归 15g，桂枝 10g，生龙骨、生牡蛎各 30g。连服 10 剂，水煎服，日 1 剂。

二诊：痰量少，精神纳食改善，畏风寒减轻，汗出减少，流涕亦减少，自觉药后感觉舒适，但感口苦微渴。方以小柴胡汤合玉屏风散加减，处方：柴胡 10g，黄芩 10g，太子参 30g，法半夏 10g，大枣 10g，黄芪 30g，防风 15g，炒白术 15g，炙甘草 6g，山药 20g，茯苓 15g。8 剂，水煎服。

患者服药后临床显效。

【按】本案患者年老体弱，疾病缠身，治疗过程多以芪芍六君汤为主方，是补而不腻、补而不偏之策。若过于温补或滋补，反而虚不受补，徒伤脾胃，故用小柴胡汤合玉屏风散，乃调和益气、护表固卫之法。

虚劳 5（白细胞减少症）

陈某，女，62 岁。

发现白细胞计数减少 4 个月。

初诊：患者今年 3 月体检时发现白细胞计数减少，最低为 $2.1 \times 10^9/L$，4 个月来定期复查。血常规示：白细胞计数波动在 $3.1 \sim 3.6 \times 10^9/L$，并逐渐感觉头晕、乏力，曾服利可君片、鲨肝醇片，白细胞计数无明显上升。今复查血常规示：白细胞计数 $3.6 \times 10^9/L$，血红蛋白 122g/L，刻下症见：头晕，乏力，耳鸣，腰痛，双下肢水肿，大便溏薄。舌淡红，苔薄白，脉沉细弦。

辨证：气血两虚，脾肾不足。

治法：益气养血，健脾补肾。

处方：补中益气汤加减。黄芪 30g，党参 15g，炒白术 15g，升麻 20g，柴胡 10g，陈皮 10g，甘草 10g，当归 15g，熟地黄 10g，黄精 20g，苍术 15g，紫苏梗 10g，藿香 10g，薏苡仁 30g。日 1 剂，水煎服。

患者服药 14 剂，头晕乏力好转，耳鸣消失，大便成形。复查血常规：白细胞计数 $3.6 \times 10^9/L$，守方加淫羊藿 30g，夜交藤 30g，炒酸枣仁 30g，制附片（先煎）10g，五味子 10g。再服 14 剂，水肿减轻，白细胞计数升至 $4.0 \sim 4.8 \times 10^9/L$。以上方加减连服 30 余剂，诸症消失，多次复查白细胞计数为 $4.8 \sim 5.2 \times 10^9/L$。守方再服 14 剂以巩固疗效。

【按】白细胞减少症在中医辨病属虚劳。本案患者气血两虚，脾肾不足，但侧重于脾气虚弱，清阳不升。气虚不升，血不上荣，则头晕乏力；脾失健运，水湿内停，则便溏水肿；肾精亏损，髓海不足，则白细胞计数低下，耳鸣腰痛。补中益气汤补气升阳，以滋化源。当归、淫羊藿、夜交藤补肾填精，充养先天；苍术、紫苏梗、藿香梗、生薏苡仁、陈皮燥湿行气，健脾补中。

虚劳 6（白细胞减少症）

杨某，女，67 岁。

化疗后发现白细胞计数降低 5 个月。

初诊：患者右肺腺癌术后 1 年，化疗后引起白细胞计数降低已有 5 个月。查血常规示白细胞计数波动在 $2.1 \sim 3 \times 10^9/\text{L}$，注射重组人粒细胞集落刺激因子后上升，但 1 周后快速下降，口服利可君片、维生素 B_4 片、鲨肝醇片均无效，故来我科门诊就诊。现症见：肺癌术后化疗引致白细胞计数减低，头晕目眩，神疲乏力，夜寐欠佳，面色少华，唇干口燥，舌紫暗少苔，脉沉细数。

辨证：气阴俱虚，瘀血阻络。

治法：滋养肾阴，活血化瘀。

处方：黄芪 30g，太子参 30g，生地黄 10g，山茱萸 10g，牡丹皮 10g，泽泻 10g，茯苓 15g，山药 10g，虎杖 10g，鸡血藤 30g，何首乌 20g，当归 15g，红花 20g，桃仁 10g，黄精 20g，升麻 20g，甘草 10g。7 剂，水煎服。

二诊：诸症减轻，守方继续口服 15 剂。

三诊：患者 2 天前感冒，现感咽痛、咽痒，无发热、咳嗽。予银翘散 5 剂，颗粒剂，口服。

四诊：患者感冒症状消退，感乏力，查血常规示：白细胞计数 3.9×10^9/L。处方：黄芪 30g，防风 10g，太子参 30g，白术 15g，茯苓 15g，山药 10g，虎杖 10g，鸡血藤 30g，当归 15g，黄精 20g，升麻 20g，薏苡仁 30g，连翘 10g，黄芩 10g，连翘 10g，桑叶 10g，甘草 10g。10 剂，水煎服。

五诊：复查白细胞计数已恢复正常，后予我院自制制剂"再障生血合剂"口服，一次 100mL，一日 2 次，早晚饭后温服，以巩固疗效。

【按】本案属于右肺腺癌术后，化疗后引起白细胞计数降低。抑制骨髓之生化，填精生髓，化疗后患者正气亏虚，气虚不能推动血液运行，瘀阻脉络，出现舌质紫暗．瘀血不去，新血不生，故治疗上用当归、桃仁、红花、鸡血祛瘀生新，改善造血微环境，以平衡阴阳，同时予益气扶正，提高白细胞计数治疗，疗效显著。

髓劳 1（慢性再生障碍性贫血）

马某，女，40 岁。

头晕、乏力 3 年余，加重 1 周。

初诊：患者以再生障碍性贫血入院，当时血红蛋白 32g/L，血小板 6×10^9/L，白细胞计数 2.0×10^9/L，先后用过泼尼松、康立龙、环孢素等治疗 3 年多，血红蛋白最高升至 63g/L，血小板 $5 \sim 16 \times 10^9$/L。症见面色苍白，全身皮肤广泛出血斑点，鼻衄，牙龈渗血，上颚可见 3 处血疱，腰膝酸软，疲倦乏力，动则心慌气短，纳呆少食，舌质淡红，脉细弱。

辨证：脾肾两虚。

治法：健脾益肾。

处方：再障生血汤加减。黄芪 30g，黄精 30g，山茱萸 10g，当归 15g，阿胶 10g，生地黄 10g，熟地黄 10g，何首乌 15g，山药 15g，墨旱莲 15g，淫羊藿 15g，仙茅 10g，仙鹤草 15g。

二诊：患者经服上药 2 周，血红蛋白升至 98g/L。

患者共服药 5 个月，至 2011 年 4 月 19 日血红蛋白升至 117g/L，血小板为 $46 \times 10^9/L$，好转出院。又过了 3 个月，至 2011 年 7 月 13 日复诊，患者一般情况好，血红蛋白多次化验，最低为 102g/L，血小板已增至 $68 \times 10^9/L$。

【按】再生障碍性贫血属"髓劳"范畴，中医多从肝、脾、肾论治，此案辨证属肝肾两虚，然结合脉证，肝血亦虚，再障生血汤为个人验方，主治气血两虚，阴血不足，见身倦乏力、面色苍白、腰膝酸软、舌质淡红、脉象细弱者，功能补气生血，补益肝肾。

髓劳 2（再生障碍性贫血）

李某，男，50 岁。

确诊再生障碍性贫血 2 年，伴牙龈渗血 2 天。

初诊：患者确诊再生障碍性贫血 2 年，于外院治疗，疗效欠佳，自述牙龈出血经常发生，近日加重，每日晨起均有牙龈渗血。现面色萎黄，神疲乏力，心烦急躁，夜寐多梦，舌淡胖，苔厚腻，脉象沉滑细。血常规：白细胞计数 $2.9 \times 10^9/L$，红细胞计数 $2.6 \times 10^{12}/L$，血红蛋白 $50g/L$，血小板 $60 \times 10^9/L$。

辨证：肝经郁热，湿热中阻。

治法：清泄肝胆，化湿健脾。

处方：六君子汤合龙胆泻肝汤加减。党参15g，白术15g，茯苓15g，山药10g，陈皮10g，柴胡10g，生地黄10g，当归15g，焦栀子6g，川木通6g，泽泻10g，甘草10g，柴胡10g，车前子20g（包煎），鸡血藤30g，骨碎补20g，焦三仙各30g。7剂，水煎服，日1剂，分两次口服。

嘱禁食辛辣刺激温热之品。同时予司坦唑醇片，2mg/次，一日3次，口服；环孢菌素胶囊，75mg/次，一日2次，口服。

二诊：牙龈出血明显减少，患者自觉体力增加，大便干燥，4～5日一行。血常规：白细胞计数 $3.0 \times 10^9/L$，红细胞计数 $2.7 \times 10^{12}/L$，血红蛋白 $55g/L$，血小板 $62 \times 10^9/L$。遂在上方基础上加黄芩10g，白术30g，肉苁蓉60g，仙鹤草30g，加强清热解毒、凉血止血、润肠通便之功，再服10剂。

三诊：患者牙龈出血消失，感神疲乏力，畏寒怕冷。血常规：白细胞计数 $3.0 \times 10^9/L$，红细胞计数 $2.8 \times 10^{12}/L$，血红蛋白 $61g/L$，血小板 $65 \times 10^9/L$。遂在上方基础上去栀子、川木通，加淫羊藿30g，黄精20g加强温阳补肾之功。

治疗3个月后，患者血红蛋白稳定在 $80g/L$ 左右，自觉症状明显减轻，面色渐显淡红，精神体力增加。

【按】再生障碍性贫血是由于多种原因引起的骨髓造血功能障碍所致的综合征，其特征是全血细胞减少，临床表现为严重贫血、反复出血和抵抗力下降所致的继发感染。该患者贫血貌明显，面色无华或萎黄，口唇爪甲色淡无华，并常伴见神疲乏力、心悸气短等虚弱症状，本病辨为血虚而用补法治疗。然而，无论单纯补气、补血、补肝、补脾，还是补肾，均鲜有效果。细辨其证，本病血虚仅是表面现象，病之本质乃是肝经郁热、灼伤营血，血伤则虚，血热则溢，因肝主藏血，又主疏泄，肝经郁热不得宣泄，则见心烦急躁、夜寐多梦等症，疏泄失职，三焦不畅，则苔腻垢厚；郁热伤血动血，则脉滑。因此，虽见血虚，亦不可温补，且热不去则血难复，故治宜疏泄肝胆郁热，可用龙胆泻肝汤加减。久病出现肾阳亏虚，故予淫羊藿、黄精加强补肾温阳之功。

髓劳3（再生障碍性贫血）

王某，男，48岁。

反复周身重度疲乏无力，伴头晕心慌、胸闷气短2年余。

初诊：患者于2016年体检发现全血细胞减少，在青海省人民医院查血常规及骨髓细胞学检查，诊断为再生障碍性贫血，予雄激素、环孢素等西药口服治疗后，不良反应多，自行停药。患者于2018年3月在我科就诊，周身重度疲乏无力、头晕、心慌、胸闷、气短，伴畏寒怕冷，饮食、睡眠欠佳，大小便正常。舌质淡，苔薄白，脉沉细数。血常规示：红细胞计数2.1×10^{12}/L，血红蛋白65g/L，白细胞计数3.5×10^9/L，血小板32×10^9/L。

辨证：脾肾阳虚，气血不足。

治法：温补脾肾，益气养血生髓。

处方：三胶三仙汤加减。仙茅15g，淫羊藿30g，仙鹤草30g，黄精20g，阿胶10g（烊化），鹿角胶10g（烊化），龟甲胶 10g（烊化），补骨脂 15g，制首乌 15g，紫草 10g，桑椹 15g，淫羊藿 20g，白茅根 20g，鸡血藤 30g，生地黄 15g，熟地黄 15g，肉桂 3g，肉苁蓉 60g。

煎服方法：10 剂，日 1 剂，凉水浸泡 1 小时，大火煮沸、小火慢炖 30 分钟，煎煮 2 次，共取汁 300mL，分两次餐后 1 小时温服。

二诊：自觉症状减轻，血细胞上升不明显，舌质淡，舌体胖大边有齿痕，苔白，脉沉细，前方加当归 15g，黄芪 30g，继续服用。

2018 年 6 月复诊检查血常规示：血红蛋白 110g/L，白细胞计数 3.6×10^9/L，血小板 81×10^9/L，此后一直稳定。

【按】本病属髓劳（脾肾阳虚），该患者因饮食失调，劳倦内伤，损及脾肾，气血生化不足，四肢百骸失于濡养，脾气虚而饮食不佳，周身乏力，久之累及他脏，脑失所养则头晕，心失所养则心慌、胸闷、气短，脾肾阳虚无以温煦则畏寒怕冷。舌淡、苔薄白、脉沉细数，皆为脾肾两虚之象。本病治疗用仙茅、淫羊藿、仙鹤草、黄精、鹿角胶、龟甲胶、补骨脂、制首乌、桑椹、生地黄、熟地黄以补肾为主，同时重视后天脾胃，配以当归、黄芪、阿胶、鸡血藤、肉苁蓉益气健脾养血生血，补后天以助先天。

髓劳 4（骨髓增生异常综合征）

马某，男，50 岁。

发现全血细胞减少 6 年。

初诊：患者于 6 年前无明显原因出现全血细胞减少，在青海省人民医院查血常规及骨髓检查，确诊为骨髓增生异常综合征 - 难治性贫血伴原始细胞增多（骨髓增生异常综合征 - RAEB），先后用维 A 酸、促红细胞生成素、雄性激素、化疗等治疗均无效，仍须输血支持，遂于我院求诊。刻下症见：面色萎黄，乏力头晕，心悸气短，腰膝酸软，畏热喜凉，腹胀纳差，无出血，脾大（肋下 8.1cm），舌淡嫩，苔薄白，脉沉细。查血常规示：白细胞计数 1.6×10^9/L，血红蛋白 329g/L，血小板 36×10^9/L。现仍用司坦唑醇、达那唑治疗。

辨证：脾肾两虚，毒瘀互结。

治法：补肾健脾，解毒化瘀。

处方：六味地黄汤合四君子汤加减。生地黄 15g，熟地黄 15g，山药 10g，山茱萸 10g，牡丹皮 10g，茯苓 15g，泽泻 10g，甘草 10g，女贞子 20g，桑椹 30g，补骨脂 20g，菟丝子 10g，制何首乌 10g，巴戟天 10g，太子参 30g，白术 10g，生姜 10g，大枣 10 枚。每日 1 剂，水煎，早晚分服。

同时予我院自制制剂"再障生血合剂、升板合剂"各一次 100mL，一日 2 次，早晚饭后温服。司坦唑醇、达那唑继续用原量维持治疗 1 月余。

二诊：患者自觉诸症好转，舌淡红，苔薄白，脉沉，近期未再输血。血常规示：白细胞计数 2.1×10^9/L，血红蛋白 46g/L，血小板 38×10^9/L；骨髓增生活跃，原始粒细胞 5.5%，三系明显病态造血，巨核细胞 137 个；骨髓活检示网状纤维染色（＋＋）。诊断考虑 MDS - RAEB 合并骨髓纤维化。原治疗方案不变，中药加温阳活血之鸡血藤 30g，锁阳 20g。

三诊：头晕、心悸消失，面色红润，纳可，仍有腰酸，舌淡红，苔薄白，脉沉，已脱离输血 8 个月余。血常规示：白细

胞计数 $2.4 \times 10^9/L$，血红蛋白 69g/L，血小板 $39 \times 10^9/L$。效不更方，中药原方续用。余治疗方案不变。

四诊：口干，多汗，便稀溏，舌淡红，苔薄白略腻，脉沉细。血常规示：白细胞计数 $3.1 \times 10^9/L$，血红蛋白 72g/L，血小板 $43 \times 10^9/L$。原方加炒苍术以燥湿健脾止泻。余治疗方案不变。

【按】本例为高危型骨髓增生异常综合征，伴有原始细胞增多及骨髓纤维化，病程较长，经多种西药治疗无效。在原有西药刺激造血基础上，加用补肾健脾中药及活血散瘀、扶正祛邪、攻补兼施治疗，取得了明显的临床疗效。本病患者一般素体脾胃亏虚，长期服药易伤脾胃，脾胃一伤，则气血生化无源，肾之精气失去水谷精微的充养，治疗药物难以发挥作用，造血功能无法恢复，所谓"胃气一绝，百药难施"。临证治本病尤其重视顾护胃气，为了补而不壅滞，泻而不伤中，常合用四君子汤及半夏、砂仁、白蔻仁、陈皮、苍术以补气健脾，理气宽中。

急性髓劳（重型再生障碍性贫血）

杨某，男，50岁。

间断头晕乏力7个月。

初诊：患者于7个月前无明显诱因出现头晕，乏力，牙龈、鼻腔渗血，遂在青海大学附属医院做血常规、骨髓细胞学检查等诊断为再生障碍性贫血，住院予以激素、免疫抑制剂配合输血、应用止血药及抗生素等支持疗法治疗，病情未见明显好转，仍有牙龈、鼻腔出血，尿血，仅靠输血维持生命，为进一步中西结合系统诊治来我院治疗。查血常规：白细胞计数 $1.3 \times 10^9/L$，血红蛋白 $53g/L$，红细胞计数 $10.6 \times 10^{12}/L$，血小板 $12 \times 10^9/L$。症见：全身皮肤瘀点、瘀斑，以上肢及胸背部皮肤为甚，伴牙龈、鼻腔渗血，烦热口干，头晕，周身疲乏无力，纳呆不欲食，失眠多梦，面部及背部多发疖肿，舌质淡红，苔少，脉沉细数。

辨证：阴虚血热。

治法：凉血解毒，滋阴补肾。

处方：犀角地黄汤加减。水牛角 30g（先煎），牡丹皮 10g，生地黄 10g，赤芍 10g，白芍 30g，全蝎粉 3g（冲服），茜草 10g，仙鹤草 30g，沙参 15g，黄精 20g，知母 10g，女贞子 10g，墨旱莲 15g，甘草 10g。每日 1 剂，水煎，分两次服。

二诊：患者连服上药 30 天后，病情趋于稳定，出血减轻，输血间隔时间延长。21 天左右输血 1 次，血红蛋白在 65～70g/L，症见倦怠乏力，大便稀溏，日行 3～4 次，时有腹部隐痛，喜温喜按，腰膝酸软，舌淡苔薄白，脉弦细略沉。

治法：补益脾肾，填精益髓。

处方：归脾汤加味。太子参 30g，黄芪 30g，当归 10g，淫羊藿 30g，补骨脂 20g，茯苓 15g，炒白术 15g，仙茅 15g，制附片 10g（先煎），薏苡仁 30g，莲子肉 10g。

患者连服上方 30 天，症状消失，血象逐渐恢复，血红蛋白 120g/L，白细胞计数 $3.5 \times 10^9/L$，血小板 $25 \times 10^9/L$。

于同年 12 月随访，患者血象完全恢复正常，病情缓解。

【按】该病乃造血之源肾精枯竭，复加外感温热，邪陷营血所致，髓枯精竭血少更甚，致血证凶险，时有发热，血虚之象进行性加剧，诊为急性髓劳，以凉血解毒滋阴清热为主，先稳定病情，待出血、发热症状消失，逐渐脱离输血时，再施补益脾肾、填精益髓之剂以固其本，凉温兼施，加强了促进造血功能之恢复。

瘰疬 1（慢性淋巴细胞白血病）

苟某，男，56 岁。

发现淋巴结肿大 10 月。

初诊：患者于 2014 年 5 月时自觉右耳前淋巴结肿大，未做进一步诊治。同年 12 月在外地医院就诊，当时血常规示：白细胞计数 $18.5 \times 10^9/L$，中性粒细胞 0.22，淋巴细胞 0.73。CT 示：腹腔后腹膜多发淋巴结肿大。骨髓细胞学检查示：以成熟淋巴细胞增生为主，免疫分型支持慢性淋巴细胞白血病。临床诊断：慢性淋巴细胞白血病。予以环磷酰胺 400mg，每周 2 次，连用 4 周；瘤可宁 2mg，每天 3 次，连服 7 天，之后瘤可宁改为 2mg/d。患者连用 10 天后，血常规示：白细胞计数 $8.1 \times 10^9/L$，中性粒细胞 0.21，淋巴细胞 0.76，血小板 $127 \times 10^9/L$，血红蛋白 133g/L 而出院，瘤可宁 2mg/d 维持治疗。

二诊：2015 年 3 月 17 日。症见：头晕乏力，齿痛，无发热，右耳前有一肿大淋巴结，如黄豆大小，质硬，活动尚可，无压痛，浑身不适，纳可，大便日行 2 次，溏薄，舌质淡红，苔黄腻，脉细数。血常规示：白细胞计数 $11.2 \times 10^{12}/L$，中性粒细胞 0.21，淋巴细胞 0.76，血小板 $100 \times 10^{12}/L$，血红蛋白 125g/L。

辨证：热毒袭肺，脾虚痰湿。

治法：清热解毒，健脾化痰利湿。

处方：前胡 15g，杏仁 10g，浙贝母 15g，茯苓 15g，土茯苓 30g，桔梗 10g，莪术 15g，蒲公英 20g，陈皮 10g，连翘 15g，炒白术 10g，炙甘草 6g，胆南星 10g，炒黄芩 15g，青黛 10g（包煎）。7 剂，每日 1 剂，水煎服。

二诊：耳前淋巴结未见进行性肿大，神疲乏力，大便溏，脉细数无力，苔薄腻淡黄略干，舌体胖，边有齿印。血常规示：白细胞计数 8.2×10^9/L，淋巴细胞 0.59。继用前法，加入化痰渗湿之品，原方加生薏苡仁 30g，14 剂。

二诊后，患者一直以健脾化痰、疏风清肺法治疗维持。

【按】此患者为风湿之邪侵犯肺脏，肺失宣肃，痰浊内蕴所致，本证属本虚标实，治疗以治标为主，用泻毒之法，清热泻毒，治肺为主，调治肺脾。待外邪已除，风痰湿毒留恋，精气已亏，以正虚为主，治拟补益精气，祛其风邪痰毒，用生黄芪、太子参、炒白术、墨旱莲、麦冬、丹参、生炙草、蒲公英、陈皮、莪术健脾化痰疏风清肺治疗。

瘰疬 2（慢性淋巴细胞白血病）

张某，男，57 岁。

发现颈部及颌下淋巴结肿大 6 个月。

初诊：患者半年前感咽部不适，触诊发现颈部及颌下多发黄豆至花生米大小结节，在外院经检查，确诊为慢性淋巴细胞白血病，为进一步行中医治疗，来我院门诊就诊。刻下症见：一般情况可，无发热、盗汗，夜眠欠佳，舌质暗，苔薄黄，脉弦。查体：双颈部及颌下可触及数枚花生大小肿大淋巴结，无压痛，肝脾不大。血常规示：白细胞计数 12.56×10^9/L，淋巴细胞百分比 63.6%，血小板 127×10^9/L，血红蛋白 139g/L。

辨证：痰瘀互结。

治法：益气健脾，化痰散结，解毒抗癌。

处方：清半夏 10g，茯苓 13g，陈皮 10g，甘草 10g，金银花 15g，土茯苓 15g，山慈菇 10g，炒薏苡仁 15g，龙葵 20g，苦参 15g，酸枣仁 20g，炒白术 15g，猪苓 15g，白花蛇舌草 30g。10 剂，每日 1 剂，水煎，分两次餐后温服。

二诊：患者自觉症状减轻，睡眠改善。血常规示：白细胞计数 11.56×10^9/L，淋巴细胞百分比 63.6%，血小板 113×10^9/L，血红蛋白 129g/L。前方去酸枣仁，加半枝莲 20g，浙贝母 15g，继服。

三诊：查血常规示：白细胞计数 10.78×10^9/L，淋巴细胞百分比 60.3%，血小板 140×10^9/L，血红蛋白 130g/L。颈部淋巴结减少，缩小至黄豆大小。前方基础上加夏枯草 20g。

【按】慢性淋巴细胞白血病，内虚是病之根本，因虚致病，痰瘀互生，脾为后天之本，气血生化之源，主运化水湿，脾虚则痰湿内生，日久成瘀，导致瘀毒痰结而成瘰疬。治疗以益气健脾、燥湿化痰为主，加金银花、土茯苓、山慈菇、龙葵、苦参、白花蛇舌草、半枝莲、炒薏苡仁解毒化湿，同时抗癌，加夏枯草、浙贝母清热散结，改善患者症状，延长生存期，延缓疾病进展。

咯血 1（支气管扩张症）

张某，女，62 岁。

间断咳嗽、痰中带血 8 年。

初诊：患者 8 年来反复咳嗽，痰中带血，曾诊断为支气管扩张伴咯血，静滴抗生素、垂体后叶素、止血药均难奏效。刻诊：面色苍白，咳嗽频促，反复咯血，量多色鲜红，心悸，汗多，舌质红，苔薄黄，脉弦细数。

辨证：肝火犯肺，痰热上壅，气阴两伤。

治法：抑木清金，化痰止血，佐以补益心肺。

处方：宁血丹加青黛、川贝母、海蛤粉各 30g 共研粉，每次服 10g，每天 2 次。

患者服药后翌日痰少血止，服完 1 料后诸症遂止。半年后偶有复发，但症状轻微，再服上方仍效。随访 1 年，疗效巩固。

【按】咯血主要由于感受外邪、痨虫蚀肺、情志内伤、饮食失节、劳倦过度、久病不愈等原因，引起外邪袭肺、肝火犯肺、阴虚火旺、气不摄血等病理变化。内伤咯血起病较缓，病程较长，除咯血外伴有脏腑阴阳气血虚衰或偏盛表现，以有火者多，无火者少。笔者治疗血证遵先贤唐容川，以止血、消瘀、宁血、补虚为治疗大法。宁血丹中用西洋参益气养阴，白及、田七、血竭化痰止血，琥珀宁心安神，少佐牛黄清热凉肝，以奏其效。

咯血 2（支气管扩张症）

袁某，女，18 岁。

反复咳嗽、咳黄脓痰 11 年，加重伴咯血 1 年。

初诊：患者自 7 岁即患慢性咳嗽，痰多为黄色脓性，脓痰在下，上为泡沫，味臭，无发热，冬季症状加重。1 年前患者开始痰中带血，有时大口咯血，胸痛，气促食少，体瘦乏力，经查胸片及胸部 CT，诊断为右侧支气管扩张。舌质红，苔黄腻，脉弦虚数。

辨证：阴虚肺热，灼伤肺络。

治法：养肺清热，通络止血。

处方：白及、麦冬、百部各 15g，枇杷叶、花蕊石、小蓟、百合各 12g，五味子、乳香、黄连、贝母各 9g。日 1 剂，水煎服。

二诊：连服 4 剂，咳嗽减轻，痰色白，已无臭味，血量大减，气不急促，胸痛顿减，夜能安眠，食欲好转，身觉有力，舌质红，苔薄黄，脉弦虚数。这是肺热渐退、清肃下行之象，仍宜清肺降逆，化痰止咳。处方：瓜蒌仁、麦冬、白前、黄芩、五味子、半夏、浙贝母、枇杷叶、花蕊石各 9g。

三诊：患者连服前方 5 剂，咳嗽轻微，痰量减少，无臭味及血，呼吸均匀，夜能安眠，食欲增加，舌淡红，脉弦虚。这是肺热已退，清肃下行，痰清气平，胸气畅通，仍宜养肺降逆，止嗽化痰，防止出血。处方：百合 18g，知母、海浮石各 12g，五味子、枇杷叶、浙贝母、清半夏、花蕊石各 9g，甘草 3g。

患者连服 5 剂，胸不痛，咳轻痰少，胸闷、气短清除，饮食正常，舌已不红，脉象弦细。

【按】机体感受外邪，肺气不宣反而壅滞，变肃降为上逆，出现咳喘。肺失宣降，邪热蕴肺，煎熬津液为痰。邪热痰浊相结，肺失肃降，故有咳喘。本例即属邪热蕴肺，肺失宣降，宜以养阴清热、止嗽化痰为法。

咳嗽（顽固性咳嗽）

丁某，女，19 岁。

气逆呛咳 1 月余。

初诊：患者气逆呛咳 1 月余，曾用银翘散、止嗽散、二陈汤等方无效，诊见呛咳急迫，连续不断，咳而不畅，咳引肋痛、腹痛，干咳少痰，口苦咽痒，纳差，神情疲惫，舌质淡红，苔薄黄，脉弦。胸部 X 线片示：心肺膈无明显异常。血常规化验提示正常。

辨证：肝气犯肺。

治法：平肝清肺，疏络止咳。

处方：逍遥散加味。柴胡 10g，白芍 10g，当归 10g，茯苓 10g，白术 10g，薄荷 6g，枳壳 10g，桑皮 10g，蝉蜕 10g，郁金 10g，甘草 5g。

二诊：患者服 6 剂后，咳势已缓，守前方加百部、枇杷叶、前胡，4 剂而愈。

【按】咳嗽一证，病因颇杂，但多从肺论治，本例呛咳气递突出，咳引胁腹疼痛，颇合《素问·咳论》"肝咳之状，咳则两胁下痛，甚则不可以转，转则两下满"。此病当属肝咳，诚如叶天士新论"呛咳未已，乃肝胆木反刑金之兆"。治当调肝止咳，以逍遥散抑肝扶脾，开达气机，透邪解郁，使气机升降得复，呛咳遂除。

哮病（哮喘）

史某，女，59 岁。

发作性咳嗽喘促 20 天。

初诊：患者 20 天来发热恶寒，无汗，口渴，咳嗽喘促咳白痰，胸满闷，喘息不能平卧，食欲不振，大便燥，尿赤，舌淡红，苔薄白，脉浮数。检查：胸部透视心肺正常，白细胞计数 18×10^9/L。

辨证：风热犯表，肺失宣降。

治法：清肺透表，止嗽平喘。

处方：麻杏石甘汤加减。生石膏 15g，杏仁、浙贝母、桔梗、前胡、地龙、桑白皮各 9g，生麻黄 6g，甘草、白矾各 3g。

二诊：患者连服前方 2 剂后身冷热退，喘息大减，咳轻，胸已不闷，食欲稍好，二便通利。这是肺热已宣，余热未尽。处方：生石膏、清半夏、前胡、枇杷叶、浙贝母、旋覆花、桔梗、杏仁各 9g，甘草 3g。

患者连服 4 剂，咳喘平息，食欲恢复，精神清健，恢复工作。

【按】本病初起恶寒发热，咳嗽喘促，系外感风邪，邪热闭肺，如系风邪化热，热壅于肺而咳喘，则舌质应红，苔多黄燥。今舌淡红而苔薄白，脉浮数，是风邪在表，邪热内犯，肺失宣降，故以麻杏石甘汤加味治疗。本方是清宣肺热的主要方剂，对发热恶寒而喘，无汗、有汗均可应用，气喘加桑白皮、地龙，祛痰加贝母、桔梗，旋覆花开解消痰，治风热痰喘常与桔梗、桑白皮同用，白矾化痰稀涎，多服损失心肺，不宜久服，故本例仅用 2 剂。

喘证 1（肺癌术后纵隔转移）

严某，男，76 岁。

右肺癌术后半年，气喘咳嗽 1 月。

初诊：患者于 2009 年 12 月 9 日在某医院行右肺上叶占位根治术，术后病理：右上肺鳞癌，局部伴有腺癌样结构，术后行 PT 化疗两个周期，后因外周血白细胞降低而停，2010 年 6 月 3 日胸部 CT 示纵隔淋巴结增大，考虑转移可能。2010 年 7 月 20 日来诊，现症见：气急，动则益甚，咳嗽，纳差，夜难寐，右背部手术处拘急感，舌质偏暗，舌胖有齿印，苔白，脉滑弱。

辨证：肺肾两虚，瘀毒未尽。

治法：补肺益肾，化瘀解毒。

处方：生黄芪 30g，沙参 20g，百合 20g，杏仁 10g，海浮石 15g，五味子 15g，桑白皮 10g，连翘 20g，山慈菇 15g，夏枯草 12g，海藻 12g，生牡蛎 30g，干蟾皮 2g，肉苁蓉 15g，菟丝子 15g，鸡内金 20g，合欢皮 15g，当归 15g，陈皮 10g，车前子20g, 桂枝10g, 白芍10g, 大枣10g, 甘草10g。10剂, 日1剂, 分两次口服。

二诊: 气急明显缓解, 咳嗽少痰, 胃纳欠佳, 夜寐欠安, 右背部手术处拘急, 舌质淡胖偏暗, 有齿印, 苔薄腻, 脉滑。血常规示: 白细胞计数4.1×10^9/L, 治疗有效, 宗原法出入。处方: 黄芪30g, 党参15g, 炒白术15g, 茯苓15g, 陈皮10g, 法半夏10g, 杏仁10g, 连翘20g, 浙贝母30g, 百部15g, 山慈菇15g, 夏枯草10g, 木蝴蝶6g, 海藻10g, 牡蛎30g, 肉苁蓉20g, 菟丝子15g, 鸡内金20g, 当归15g, 甘草10g。

三诊: 患者动甚则稍有气短, 咳嗽, 少痰, 纳增, 舌质淡暗齿印, 苔薄腻, 脉滑。治疗有效, 宗原法出入。处方: 生黄芪30g, 党参15g, 炒白术15g, 茯苓15g, 陈皮10g, 法半夏9g, 杏仁10g, 百部15g, 黄芩10g, 山慈菇15g, 夏枯草10g, 海藻12g, 木蝴蝶6g, 牡蛎30g, 肉苁蓉15g, 菟丝子15g, 鸡内金20g, 干蟾皮2g。

2011年7月23日随访: 患者病情稳定, 能维持日常生活。2011年7月3日胸部CT示: 右肺癌术后, 纵隔淋巴结增大与2010年6月3日相仿。

【按】肺应秋而为兑金之脏, 喜濡润而恶燥, 故其阴津易伤, 咳者每多肺阴虚,《景岳全书》云:"咳证虽多, 无外肺病……内伤之咳。阴病也, 阴气受伤于内, 故治宜甘平养阴, 阴气受而嗽自愈也。是以癌症之久咳者以肺阴虚证多见, 然善补阴者, 必于阳中求阴, 则阴的阳升而泉源不竭。"故对癌症之久咳者, 常在养阴清肺基础上, 配伍温阳之药, 取阴阳互根互生之理。凡动则气急而喘甚者, 必溯源于肾, 以肺为气之主, 肾为气之根。常用温肾纳气之法, 又因肾苦燥, 故常用温阳药, 如肉苁蓉、淫羊藿。

喘证 2（肺源性心脏病、心力衰竭）

曹某，女，70 岁。

咳嗽气喘、胸闷 5 年，加重伴浮肿、腹胀 20 天。

初诊：患者反复咳嗽、气喘已 5 年，诊为肺源性脏病心力衰竭，经用中西药后心力衰竭得到控制，2 个月前诊为乳腺癌晚期腹腔积液，未予特殊治疗，近两周来咳嗽气短，胸闷憋气，不能平卧，腹胀，双下肢浮肿而入院，查得苔白腻，脉弦滑而数。诊为乳腺癌Ⅳ期，肺转移癌，大量腹腔积液，低钾血症，慢性肺源性心脏病，心力衰竭Ⅳ度，唇紫。

辨证：心肾阳虚，痰湿阻滞。

治法：温阳利水，蠲饮化湿。

处方：桂枝 9g，甘草 9g，麻黄 4.5g，制附片 9g，知母 9g，防己 12g，杏仁 9g，生姜 9g，大枣 7 枚。水煎服，日 1 剂。

二诊：患者服药后尿量增多，每日达 1500mL 以上，最多达 3100mL，水肿渐消，咳喘吐痰减轻，住院第 9 天时，水肿显著消退，腹水征转阴性，不能平卧，仅小腿微肿，改用益气养心、清肺化痰之剂。处方：党参 15g，麦冬 9g，五味子 6g，杏仁 9g，甘草 9g，生石膏 9g，麻黄 12g，浮小麦 30g，远志 6g，茯苓 15g。水煎服，日 1 剂。

三诊：患者服 3 剂后，咳喘虽减，但尿量显著减少，浮肿大减，又继用前方并将茯苓量加至 30g，车前子 30g，葶苈子 15g，尿量再显增多而浮肿消退，咳喘亦减，精神食欲好转，心率86次/分，临床表明心衰已控制。

【按】西医之心力衰竭与中医饮病、水气病的某些证型相似，本例证属心肾阳虚、痰湿阻滞，治以温阳利水，亦即"洁净府"法，旨在行水利尿，使之水行肿消，重点在于治肾。该患者系肺源性心脏病，心力衰竭，又患乳腺癌并出现转移，本着急则治其标、缓则治其本之原则，先纠正心力衰竭、咳嗽，待病情稳定再图治其他。

肺痨（肺结核）

扎西，男，34岁。

咳嗽、咳痰半年，加重伴痰中带血3个月。

初诊：患者半年来咳嗽，咳白痰，全身无力，午后潮热。3个月来痰中带血，近5日咳嗽加重，睡眠欠佳，胸痛，咯血，头晕，饮食减少，消瘦，舌质红，苔薄白，脉弦数。胸片示：右上肺浸润性肺结核。

辨证：肺肾阴虚，虚火上炎。

治法：养阴清火，润肺止血。

处方：生地黄、鲜茅根各24g，牡丹皮、大蓟、小蓟、代赭石、仙鹤草、瓜蒌仁各12g，百部、北沙参、侧柏叶、茜草根、藕节、花蕊石各9g，冬虫夏草、川贝母、阿胶各6g，白及6g。日1剂，水煎服。

二诊：患者连服3剂，咯血已止，痰中略带血丝，胸痛减轻，潮热已退，脉象缓和。前方减大蓟、小蓟、茜草根、侧柏叶，加健脾和胃剂。

三诊：患者连服 1 周，痰中已无血，胸不作痛，舌淡红，脉弦细无力。肺热已清，脾胃健运，继续以健脾育阴、益气养荣之剂。处方：生地黄 24g，山茱萸、山药、百部、玄参各 15g，白术、北沙参各 9g，川贝母、甘草 6g，蜈蚣 1 条，人参粉、雄黄各 1.5g，朱砂 1.2g。

患者共服 45 剂，症状消失，饮食正常，体质健壮，经胸片复查示：结核病变已基本稳定。

【按】本例患者体虚正气不足，精气不充，则肺气不宣，外邪袭肺，先伤肺阴，肺阴亏耗，虚火内生，则咳嗽、潮热，咳久伤及肺络，出现咯血、胸痛。方中用生地黄清热滋阴止血，鲜白茅根清热生津凉血，牡丹皮配生地黄致阴虚发热，牡丹皮使热退而利于阴生，生地黄则使阴生而热退。

脱证、水肿（风湿性心脏病、心力衰竭）

薛某，女，53 岁。

心悸气短 5 年，加重伴发热咳嗽 2 天。

初诊：患者患风湿性心脏病 5 年，心悸气短，头晕目眩，活动后症状加重。患者近 2 天来发热咳嗽，心悸喘促不能平卧，面唇青紫，呼吸困难，汗出，身肿而来急诊。查体：神志昏惑，面唇及指端青紫，心尖部可听到 3 级双期杂音，两肺底湿性啰音，心律不齐，心率 128 次/分，血压 95/60mmHg，下肢凹陷性水肿，脉右弦数，左细数不整，舌质红，苔黄腻。

辨证：心肺气虚。

治法：清肺平喘，养心固脱。

处方：玉竹 30g，生石膏、麦冬各 24g，杏仁、地龙各 12g，川芎、川贝母各 9g，西洋参、麻黄各 7.5g，朱砂 0.9g，血竭 0.6g，冰片 0.15g，麝香 0.12g，夹竹桃 0.06g（后五味研面冲服）。

二诊：患者服前方 3 剂，热退，喘促平息，夜能安睡，食欲好转，脉虚数不整，是风热外宣，心阴未复。处方：麦冬、玉竹、女贞子、玄参各 24g，丹参、何首乌各 18g，瓜蒌仁、甘草各 15g，生石膏、地龙各 12g，黄芩 9g，麻黄 7.5g，人参 2.4g，朱砂 0.9g，冰片 0.18g（后三味研面冲服）。

三诊：患者连服 10 剂，心悸、气短明显减轻，饮食、睡眠正常，仍疲乏无力，舌质红燥少津，脉虚软不整，是邪退正虚，气阴俱亏，宜补气养阴生津。处方：玉竹 30g，麦冬 24g，玄参、何首乌各 15g，沙参 12g，五味子、川芎各 9g，清半夏、甘草各 6g，人参 2.4g，琥珀 0.9g，冰片 0.15g（后三味研面冲服）。

患者连服 1 周，症状消失，上方配成丸剂服用。

【按】心脏病心力衰竭属于"脱证""水肿"范畴。由于外感热盛，汗出伤阴，心阴受损，伤及心阳，平时心气素虚，又加劳倦而致心气失敛，肾阳衰微，阳虚水泛而水肿。治宜先清肺平喘养心，用玉竹、麦冬、女贞子养阴生津，生石膏、黄芩清肺热，人参、夹竹桃补气强心，冰片、朱砂、麝香、琥珀镇心开窍醒神，瓜蒌仁、地龙清肺化痰平喘。热退后减清热剂，加养阴生津药如沙参、麦冬、五味子，以补心阴之不足，川芎、桃等活血行气，始终以人参补益元气，麦冬、五味子化阴固阳，使元气得固，阴液内守，汗不外泄，则阳不外脱，症状得以消除。在治疗过程中不用利水剂而使心阳恢复，肾阳受到鼓舞，水气自除。

呕血（上消化道出血）

马某，男，47 岁。

呕血半日。

初诊：患者上午 10 点与中午 1 点各呕鲜血约 60mL，心烦，口渴，舌红苔黄，脉数，即予大黄泻心汤 1 剂，候稍凉，分 4 次顿服，不可热服。

二诊：患者未再呕血，继服 2 剂，并配合无渣流食，5 天后烦渴止，舌脉和，继以大黄粉每次 3g，日 2 次，连服 1 周而安。

【按】本例患者出血量少，故安排门诊治疗。若量大势急，则须收住院严密观察治疗。本例火热冲迫，邪犯三焦气分，舌红苔黄，脉数，故用泻心汤法。

便血 1（直肠癌）

李某，女，63 岁。

直肠癌术后咳嗽、咳痰、肢冷、大便欠爽 1 个月。

初诊：患者因肛门坠胀，大便带血 2 个月，于 2010 年 5 月 4 日在我院肛肠科就诊。结肠镜检查示直肠左侧壁距肛缘 8cm 处一菜花样肿块，诊为直肠癌伴多发息肉。5 月 26 日行直肠癌根治术，术后病理示：管状癌中－低分化，累及浅肌层。患者术后口服卡培他滨 6 个疗程。诊见：咳嗽、痰多、肢冷、大便欠爽，日行 3~5 次，纳食一般，舌质暗红，苔薄腻，脉细。

辨证：脾肾两虚，余毒未尽。

治法：健脾益肾，理气解毒。

处方：生黄芪 30g，党参 12g，炒白术 12g，茯苓 15g，枳实 9g，藤梨根 15g，瓜蒌仁 18g，生薏苡仁 30g，木香 6g，白扁豆 10g，淫羊藿 15g，菟丝子 15g，补骨脂 15g，鸡内金 20g。每日 1 剂，水煎服。

二诊：症见少咳，咳痰明显减少，大便日行 1~2 次，基本成形，肢冷改善，纳食稍增，舌质较暗，苔薄，脉细。治疗有效，宗原方出入。处方：生黄芪 30g，党参 15g，炒白术 12g，茯苓 15g，藤梨根 30g，菝葜 30g，生薏苡仁 30g，木香 6g，白扁豆 15g，赤芍 10g，白芍 10g，菟丝子 15g，补骨脂 15g，紫菀 15g，甘草 6g，鸡内金 15g，焦六曲各 10g。

3 个月后随访，患者自觉无特殊不适，能自理日常生活。2011 年 8 月复查 B 超示肝肾功能，肿瘤标记物（CEA＼AFP＼CA－199 等）均在正常范围。

【按】肿瘤每因正气虚损，六淫侵袭，使脏腑失和，致气滞、血瘀、水停日久致瘀毒痰浊胶结而成，若老年发病，或经手术、放疗、化疗伤正，则正气易虚，邪毒日盛，故肿瘤总体病机以正虚为本，邪实为标。肾藏五脏六腑之精，正虚之本在肾，故肿瘤补虚应不舍于肾，祛邪则务及瘀毒。

便血 2（上消化道出血）

赵某，女，38 岁。

间断便血 8 个月，加重 1 个月。

初诊：患者每于经前 1 周即出现大量黑溏便，经后则便次正常，但便色黑，质稀，潜血试验强阳性，诊为消化道出血已 8 个月，每月消化道出血后均须输血。1 个月前，患者排大量黑溏便后血红蛋白由 110g/L 降至 65g/L，见晨起脐腹部隐痛即欲大便，腹胀，口干但饮少，腰酸神疲，舌暗红，苔厚白略黄，右脉紧细少力，左脉虚软。

辨证：脾阳虚衰。

治法：温阳健脾，益阴止血。

处方：黄土汤加减。黄芩炭 10g，阿胶 12g（烊化），炒白术 12g，生地黄炭 15g，制附片 3g，炒白芍 10g，炙甘草 6g。每日 1 剂，以伏龙肝 60g 煎汤带水煎药，每剂煎服 3 次。

二诊：患者服 3 剂后腹痛减轻，大便隐血试验由强阳性转为可疑阳性，前方加枳壳炭 10g，侧柏炭 12g，炒艾叶 10g，制鸡内金 10g。

三诊：大便已转黄色略带黑，诸症减退，右脉已起。脾寒肠热之象渐退，当调治冲任，以冲脉为血海，任为阴脉之总属，拟四乌贼汤法：煅龙骨、煅牡蛎各 20g，炙鳖甲 24g，海螵蛸 24g，茜草炭 10g，赤石脂 18g，炒生地黄 24g，焦艾叶 8g，阿胶 12g，荷叶炭 10g，炒白术 10g，炒白芍 10g。

随访两个月，经前后未再便血，血红蛋白回升至 125g/L，随访两年，健康状况良好。

【按】此例脾寒肠热，冲任失调络伤失血，先用黄土汤得以止血，后以四乌贼调补冲任，源澄而本固，固得痊愈。

泄泻 1（结肠癌术后化疗腹泻）

蒋某，男，78 岁。

结肠癌术化疗后腹泻 7 天余。

初诊：患者结肠癌术后施以化疗，第 2 疗程出现腹泻，每天 10 次以上，稀便、水样便交替出现，经抗炎药、肾气汤治疗 5 日未效，炖服人参 2 次，腹泻增至 15 次以上，肛门肿胀、火灼感，坐立不安，痛苦不堪。诊见：患者神疲，消瘦，自觉气短，乏力，舌质红，苔黄厚腻，脉弦数。大便常规示：红细胞（－），白细胞（－），黏液潜血。

辨证：大肠湿热。

治法：清热利湿。

处方：葛根芩连汤加减。葛根 30g，薏苡仁 30g，麦芽 30g，槐花 30g，黄连 6g，黄芩 10g，藿香 10g，佩兰 10g，白扁豆 10g。4 剂，每日 1 剂，水煎服。

二诊：大便次数明显减少，成形，每日 4 次。复查便常规未见异常，原方再服 4 剂。

三诊：患者继服上药后症状消失，病情稳定，大便成条状，每天 2 次，守方去黄芩、黄连，加白扁豆 30g，山药 20g，茯苓 15g。4 剂善后，继续进行化疗。

经随访，患者未再复发。

【按】本例虽为老年患者，体弱并手术耗损正气，临床表现为本虚标实、湿热并重。治法当先清热利湿祛邪，方以葛根芩连汤清热利湿，加藿香、佩兰芳香化湿醒脾，槐花、薏苡仁走大肠，清热祛湿直达病所，共奏清热利湿之功。湿热除则去黄芩、黄连，酌加白扁豆、山药、茯苓健脾益胃，固本扶正。结肠癌术后体质虚，化疗后白细胞减少，补气血、补肝肾是常规疗法，辨证论治才能见效良好。

泄泻 2（卵巢癌术后化疗腹泻）

闫某，女，52 岁。

大便稀溏 1 周。

初诊：1 周前患者卵巢癌术后行第 3 疗程化疗，每天排稀溏薄便 6 次。恶心不能进食，予以支持疗法静脉滴注 7 天，同时服归脾汤无效，改服肾气丸，腹泻反加剧，大便每天 10 次以上，外阴红肿，伴面色萎黄、懒言、心烦口渴，舌红无苔，脉细数，大便常规检查未见异常，空腹血糖正常。

辨证：气阴两虚。

治法：益气养阴。

处方：生脉散合沙参麦冬汤加减。麦冬 15g，五味子 6g，党参、沙参、玉竹、石斛各 15g，山药 10g，葛根、白扁豆各 30g。5 剂，每日 1 剂，水煎服。

二诊：大便成形，每日 2 次，外阴红肿明显消退，口渴除，胃纳转佳，舌质嫩红，少苔，脉细。复查血常规示：白细胞计数 2.8×10^9/L。守方加桑寄生 30g，骨碎补 20g，龟甲

20g，女贞子15g。6剂。

三诊：大便成形，每天1~2次，复查血常规示：白细胞计数4.8×10^9/L，进服4剂，巩固疗效。

【按】患者正值更年期，天癸衰竭，阴虚火盛，火灼津液，阴液不足，复加化疗损失正气，气阴两虚，升降失常，清浊不分。方中用生脉散益气养阴，培元固本，升清降浊止泻；沙参、麦冬汤养阴生津，滋阴降火；山药、白扁豆健脾以助党参加强益气固本之功效；龟甲滋阴潜阳，引火归原以平调阴阳。诸药合用，一补一清，一升一降，共奏止泻补气之效。

泄泻3（溃疡性结肠炎）

陈某，男，35岁。

反复腹痛腹泻3年余，加重伴乏力半年。

初诊：患者素有慢性胃病3年，半年来渐消瘦，胸胁满痛，时有吐酸，大便溏薄，每日2~3次，甚则6~7次，偶有少量血液，身倦无力，腹滞痛下重，舌尖红，苔黄腻，脉弦滑。乙状结肠镜检结肠有溃疡病变。

辨证：肝郁脾虚，湿滞下焦。

治法：健脾调肝，理肠化滞。

处方：白芍24g，生山药、乌梅各12g，白术、生地榆、木香、黄柏、泽泻、五味子、枳壳各9g，黄连7.5g，生薏苡仁30g，生黄芪30g，甘草6g。日1剂，水煎服。配合中药灌肠，日1次。

二诊：患者连服3剂，腹胀痛减轻，食欲好转，大便仍稀，日两次，舌苔微黄，脉沉弦而滑。处方：芡实30g，白芍、茯苓各24g，生山药15g，白术、生地榆、木香、乌梅、五味子、赤石脂各9g，黄连、甘草各6g。3剂。

三诊：胃脘胀痛减轻，食后腹胀，食少，身倦无力，食欲不振，大便日1次，稀溏色黄，舌淡苔白腻，脉弦虚，是湿热清解，脾胃虚弱，受纳无力，运化未复。治以健脾化湿，固肠止泻。处方：前方减茯苓、乌梅，加泽泻9g，吴茱萸、黄连各4.5g。

患者连服1周，大便正常，食欲增加，身觉有力，腹胀满消失，改丸药长期服用，以资巩固。丸药方：白芍30g，乌梅、生山药各24g，白术、生地榆、白芷10g，豆蔻、木香、甘草各15g，吴茱萸、黄连、泽泻各12g。上药共研细面炼蜜丸9g，每服1~2丸。

随访半年，患者一直正常，经原医院复查，结肠溃疡已愈合。

【按】本病属于泄泻、肠风范畴，主要由脾虚运化失常，湿热郁结大肠，伤及脉络导致。本例平时肝郁伤脾，脾失健运，食滞下焦。方中白芍柔肝益阴，白术、生山药健脾止泻，黄连、黄柏清热燥湿，乌梅、五味子收敛止泻，枳壳行气消胀，泽泻渗湿泄热，地榆收敛止血，症状减轻后，加吴茱萸、黄连以清肝泄热。

泄泻4（急性胃肠炎）

张某，女，30岁。

腹痛、腹泻5日。

初诊：患者腹泻5天，稀水便每天20多次，腹痛腹胀，恶心不吐，口渴不欲饮，里急后重，舌质红，苔黄腻，脉沉略数。血常规示：白细胞计数 11.0×10^9/L，中性粒细胞80%。便常规示：稀水样便，白细胞（＋＋＋），隐血（＋）。

辨证：胃失和降，湿热下注。

治法：清热利湿，导滞止泻。

处方：滑石12g，半夏、茯苓、苍术、山楂、黄芩、泽泻、猪苓各9g，陈皮、黄连各6g，槟榔4.5g，木香3g。

二诊：患者服药后2天泻止，腹不痛，仍感腹胀，头晕，小便增多，黄腻苔已退，脉弦略数，是湿热渐化，胃气通畅，治以健脾理气，利湿理肠。处方：白芍12g，半夏、茯苓、白术、黄芩、泽泻、生山药、藿香、厚朴各9g，陈皮6g，黄连4.5g，木香3g。

三诊：患者又服2剂，二便正常，头晕轻微，全身无力，舌质红胖嫩，脉沉细。此为脾胃虚弱，肠气不固。宜补气健脾，和胃理肠。处方：生山药12g，茯苓、薏苡仁各9g，党参、白术、陈皮、大腹皮、厚朴各6g，砂仁3g。

患者服5剂后诸症好转。

【按】本例因饮食不节，伤及脾胃，胃失和降，运化失常，湿热下注而泄泻不止。陈皮健脾和胃，理气燥湿，与苍术同用，能增加健脾效力。二诊因湿热渐化，则以健脾理气为主，减苍术加白术以补脾建中，白术比苍术性缓，补多于散，泻后脾虚多用白术以健脾。

嘈杂（慢性胃炎）

孙某，男，55 岁。

反复胃脘饥嘈 3 年，加重 1 周。

初诊：患者反复胃脘饥嘈 3 年，曾用吗丁啉、胃必治等药物治疗，效果不佳，近 1 周嘈杂加重，饥而欲食，食后脘腹作胀，继之复嘈，嗳气泛酸，口腻不爽，大便不调，舌质红，苔黄腻而滑，脉弦滑。胃镜示：浅表性胃炎伴轻度糜烂。

辨证：痰火壅滞。

治法：清热泻火，理气化痰。

处方：黄连温胆汤加减。黄连 6g，陈皮 10g，法半夏 10g，茯苓 15g，竹茹 15g，枳壳 10g，制胆南星 12g，海螵蛸 12g，茵陈 15g，蒲公英 30g，藤梨根 30g。每日 1 剂，7 剂。

二诊：患者自觉嘈杂好转，泛酸除，故去海螵蛸，加炒薏苡仁 30g，白术 15g。续服半月。

三诊：口腻不爽好转，而后再去黄连，加党参健脾益气。

患者治疗 3 个月，随访半年未复发。

【按】痰火壅滞型为嘈杂的临床多见证型，《丹溪心法·嘈杂》曰："嘈杂，是痰因火动。"素体痰盛，或过食肥甘厚味，或肺脾气虚，致脾胃气机壅滞，水湿滞留，聚湿生痰，痰滞久郁，生热化火，痰火交结，阻滞脾胃气机，升降失调，而出现痰火郁滞证候。对于痰火壅滞型，治疗当先泻胃火，化痰浊，待邪去七八分再益气扶正。故方以黄连直泻胃火，半夏、竹茹理化痰浊，与黄连配伍辛开苦降，宣通中焦，佐以陈皮、枳壳理气和胃，蒲公英、藤梨根清热解毒，加强清胃火之力，茯苓、茵陈健脾利湿，海螵蛸抑酸。全方清热化痰，理气和胃化浊，使嘈杂得治，再以白术、党参益气健脾巩固疗效，故取得良好疗效。

胃痛 1（胃溃疡）

刘某，男，45 岁。

反复胃脘部疼痛 3 年，加重 1 周。

初诊：患者胃脘痛 3 年，经常发作，食后疼痛较重如针刺，呕吐酸水，头晕，大便干，2～3 日 1 次，色黑，近一周加重。查体：面色发黄，舌质暗红，苔黄腻，脉细涩，胃脘部有压痛拒按。胃镜示：胃窦多发溃疡，慢性胃炎伴胆汁反流。HP（＋＋＋）。大便隐血（＋＋＋＋）。

辨证：肝胃不和，胃络瘀阻。

治法：调和肝胃，活血化瘀。

处方：失笑散加减。蒲黄、五灵脂、当归、赤芍、白芍各 12g，香附、乌药、川楝子各 9g，法半夏 10g，黄芩 10g，黄连 6g，甘草 6g。

二诊：连服 5 剂，胃痛缓解，知饥思食，大便仍黑，舌质红，苔薄黄，脉沉细。这是瘀减络通之象。处方：前方减乌药、川楝子、甘草，加海螵蛸 15g，延胡索、白及各 9g。

三诊：患者又服5剂，胃痛大减，已不呕酸，黑便已止，仍头晕，乏力，舌淡红，苔薄白，脉沉细。这是病后气血亏虚之象，宜补气养血，健脾和胃，方以人参养荣汤加减。处方：黄芪、党参、当归各15g，熟地黄、茯苓、白芍、五味子各9g，陈皮、甘草各6g。

患者连服7剂，症状消失，精神清爽。嘱其注意饮食以巩固疗效。

【按】本例患者胃脘有瘀，痛如针刺。血瘀日久，损伤胃络，则有黑便，食后痛甚，是食与瘀相关，脉舌亦系血行瘀阻之象，方以失笑散活血祛瘀，通络止痛，当归、赤芍、白芍、甘草活血养血，香附、乌药、川楝子理气散郁，再诊时加海螵蛸、白及收敛，止血化瘀。海螵蛸可制酸止痛，与白及同用有生肌作用，故为溃疡病出血必用之良药。胃痛缓解，大便转黄色，则应补气养血，健脾和胃，以人参养荣汤加减治疗。

胃痛2（慢性胃炎）

刘某，女，37岁。

间断胃痛2年，闭经8个月。

初诊：间断胃脘胀痛2年，痛连两胁，遇烦恼则痛作或痛甚，伴嗳气，矢气则舒，头痛头晕，胸闷纳呆，面色萎黄，形体消瘦，神疲乏力。月经初潮15岁，周期3~5天，量中，色红，无血块，无痛经史，最后一次月经时间为2010年4月15日，行经1天，量少，色淡红，现已闭经8个月。舌淡红，苔少，脉弦细。两年前有发病史，经西医抗菌、抑酸、促胃动力等法治疗，症状不能改善。2010 年 4 月以后因闭经，服用补血活血化瘀通经药治疗 3 个月，疗效不佳，遂来求治。

辨证：肝郁脾虚。

治法：疏肝理气，和胃悦脾，兼以养血活血。

处方：柴胡 10g，当归 15g，白芍 30g，赤芍 10g，香附 10g，益母草 10g，泽兰 10g，牛膝 10g，甘草 6g。日 1 剂。

二诊：患者服上方 14 剂后，胃脘胀痛减轻，嗳气减少，胸闷缓解，精神较好，食欲增加。效不更方，继服上方 14 剂。

三诊：胃脘胀痛缓解，偶有嗳气，胸闷缓解，经水复来。继用人参归脾汤加减调理月余，经水续来，量适中，面色红润。停药后观察 3 个月，月经周期 28～30 天，行经时间 4～5 天，量适中，色红，无血块，无痛经。

【按】中医将闭经的病因分为风寒、劳伤、失血、伤虫，导致脾肾虚损、气滞血瘀、痰脂阻滞等。肾为先天之本、天癸之源，脾胃为后天之本、气血生化之源。肝藏血，脾统血，冲脉为血海，任主胞宫，精血同源而互生，气为血帅，气行则血行，故诸虚不足或者瘀滞均可引发闭经。本例属肝郁脾虚型，肝郁则疏泄失常，气滞则血不行，脾虚则生化乏力，气血不足，血海空虚，经血无源以泄，加之见肝之病，知肝传脾，因此，治疗须疏肝健脾相结合，配以补血行气、活血之品，可收良效。

胃痛 3（胃癌）

刘某，男，60 岁。

确诊胃癌 1 年，放疗 25 次，化疗 2 周期。

初诊：患者于 2017 年 5 月无明显诱因出现上腹部疼痛，进食噎嗝感，前往我院门诊行胃镜检查示胃底腺癌，建议手术治疗，患者及家属因其高龄不能耐受手术为由拒绝手术，遂前往青海省解放军第四陆军医院行放疗支持治疗，患者症状明显缓解，此后继续在青海省解放军第四陆军医院间断放疗 25 次，感疗效欠佳，医师建议放化疗同步，患者因抵触化疗故自行离院。患者于 2017 年 12 月因上腹部疼痛加重再次前往青海省解放军第四陆军医院住院治疗，查胃镜提示胃溃疡，予以对症治疗后症状缓解出院。2017 年 12 月底因上腹部疼痛持续不减，噎嗝明显，前往青海大学附属医院住院治疗，其间化疗 5 周期（具体用药及剂量不详），症状缓解出院。2018 年 8 月 10 日，患者无明显原因出现黑便，质稀软，伴恶心、呕吐，进食即吐，呕吐物为咖啡色样胃内容物，重度乏力，心慌，气短，症状持续性加重，于 2018 年 8 月 27 日来我院就诊，急诊以"胃癌化疗后，消化道出血？"收住我科，入院后予以抗肿瘤、调节免疫、营养支持等对症治疗，并于 2018 年 9 月 4 日、9 月 29 日予以"多西他赛＋奥沙利铂＋替吉奥"化疗两周期，过程顺利，患者症状明显改善后出院。此次为行第三周期化疗，故来我院，门诊以"胃癌化疗"收住我科。刻下症见：胃部隐痛，进食后哽噎，重度乏力，腹胀腹痛，NRS 评分：3 分。发病以来无发热、恶寒，无咳嗽、咳痰，无头晕、头痛，无呕血、黑便，纳呆不欲食，夜眠可，二便调，发病以来体重进行性下降 18kg。舌暗红，苔白，脉沉细。

辨证：瘀毒凝滞，气血亏虚。

治法：健脾益气，化瘀解毒。

处方：法半夏 10g，黄芩 10g，黄连 6g，太子参 30g，甘草 10g，陈皮 10g，炒莪术 10g，茯苓 15g，白术 15g，炙延胡索 20g，广藿香 10g，紫苏梗 10g，白芍 30g，炙香附 10g，刀豆60g，猫爪草10g，炒鸡内金20g，三七粉5g。14剂。

服药后患者胃部隐痛好转，后继续在门诊治疗。

【按】患者年老体虚，先天禀赋不足，后天脾胃运化失司，则气血生化乏源。气为血之帅，若元气亏虚，无力行血，则血行缓慢，停留而瘀，瘀毒凝滞，故见眼睑及唇甲苍白、乏力、腹胀。方中法半夏、黄芩、黄连疏肝健脾，刀豆温中下气，益肾补元，猫爪草清热解毒。

胁痛1（胆囊癌）

祁某，女，76岁。

持续右上腹胀痛1个月，伴皮肤瘙痒10天。

初诊：患者近1个月来右上腹胀痛呈持续状态，且伴消瘦（体重下降约10kg），10天来全身皮肤瘙痒，低热，乏力，恶心纳呆，卧床不起，大便不畅，两日一行，舌质红，苔厚腻微黄，脉细弦。外院（三甲医院）CT检查示：胆囊癌可能，胆总管下段结石。肝功能检查示：TB（总胆红素）102μmol/L，CB（结合胆红素）61μmol/L，ALT（谷丙转氨酶）202U/L，AST（谷草转氨酶）165U/L，AKP（碱性磷酸酶）275U/L，GGT（谷氨酰转肽酶）16U/L；AFP（甲胎蛋白）29μg/L，CEA（癌胚抗原）3.0μg/L，癌抗原19-9大于50U/mL；GLU13.6mmol/L。外院诊断为胆囊癌。

辨证：肝胆湿热蕴阻，疏泄失司。

治法：清热化湿，利胆退黄。

处方：蒲公英10g，焦栀子5g，茵陈30g，金钱草15g，香附 10g，广郁金 12g，生薏苡仁 30g，焦薏苡仁 30g，生白术 12g，豆蔻 6g（后下），牡丹皮 10g，地肤子 10g，生石膏 30g。3 剂。另取朴硝 150g，分 6 次，每日 2 次外敷。

二诊：腹胀痛缓解，大便不畅，余症依然。舌质红，苔黄腻，脉弦细。湿热未化，郁滞肝胆。原方加生大黄 6g（后下），服 4 剂。朴硝 2000g，分次外敷。

三诊：右上腹胀痛明显缓解，能进食稀粥碗余，皮肤瘙痒难忍，发热未净，口干欲饮，舌质红，苔白腻少津，脉沉细。湿热未清，有伤阴之势，治以清化燥湿，辅以养阴。处方：蒲公英 10g，金钱草 12g，茵陈 20g，苍术 10g，生白术 12g，半夏 10g，陈皮 10g，天冬 10g，麦冬 10g，香附 10g，广郁金 12g，牡丹皮 10g，生薏苡仁 30g，焦薏苡仁 30g，生大黄 5g（后下），服 7 剂。朴硝 2000g 继续外敷。

四诊：服药两周后，右上腹胀痛已除，大便通畅，日行一次，皮肤瘙痒明显减轻，低热退尽，胃纳已馨，患者能下床活动，苔腻已化。故原方去苍术，合六君子汤加强健脾理气之功。再服药月余，停用朴硝外敷。复查肝功能示：ALT21 U/L，AST32 U/L，AKP119 U/L，CK（肌酸磷酸激酶）25 U/L，GGT28 U/L，TB22 μmol/L，CB12 μmol/L；AFP3ng/mL，癌抗原 19–9 37 U/mL；B 超示：胆囊 68mm×29mm，呈实质性低回声，胆总管直径 9mm，下段见 1 个 11mm×7mm 强光团。胆囊实质占位，胆总管结石。

【按】此案乃肝胆湿热，蕴阻于内，疏泄失司，治以蒲栀煎清热化湿，利胆退黄，并用朴硝外敷以加强其消肿止痛之功。

胁痛 2 （急性胆囊炎）

佟某，男，41 岁。

右胁疼痛 10 天。

初诊：患者 10 天来右胁疼痛，阵发性酸痛，不放射，食欲不振，口苦，大便稍燥，住院前日晚，右胁痛加剧，伴呕吐及发热，口渴喜冷饮。查体：体温 39.2℃，急性病容，面色潮红，巩膜不黄，右上腹有明显压痛及反跳痛，未触及胆囊及肝脾，舌质红，苔黄腻，脉弦数，左关甚。白细胞计数 $16 \times 10^9/L$，肝功能、血尿淀粉酶均提示正常。

辨证：肝郁气滞，胆经湿热。

治法：疏肝理气，清热利湿。

处方：茵陈、金银花、连翘、重楼各 15g，栀子、郁金各 12g，柴胡、枳壳、半夏、五灵脂、川楝子各 9g，甘草 6g。

二诊：患者连服 3 剂，体温不降，胁痛减轻，呕恶不作，知饥思食，腹软压痛不显，舌淡红，苔薄黄，脉弦细。这是胆热外宣、络通郁解之象，仍以前方减半夏、枳壳、五灵脂，加黄连、黄芩各 9g。

连服 3 剂体温正常，胁痛消失，出院休养。

【按】急性胆囊炎属于中医"胁痛"的范畴，初起以肝郁气滞为主，兼肝胆湿热，进而郁热化火。本例热盛痛剧，治疗可用清利湿热、理气止痛之剂，柴胡、金银花、连翘、重楼、郁金、栀子可用至 18g，黄连、黄芩可用 9~20g，总之用药以胜病为主，根据脉症权衡轻重缓急，决定用药剂量。止痛用延胡索、五灵脂；止呕用半夏、代赭石；泻实用栀子、龙胆草；便燥用芒硝、生大黄；食欲不振用藿香、佩兰。要随证加减用药，治疗要彻底，以防止其迁延成慢性胆囊炎。

黄疸 1 （重症肝炎）

耿某，男，43 岁。

高热胁痛、身目发黄半月。

初诊：患者半月来身体倦怠，精神疲惫，目睛发黄，腹胀，右胁胀痛，食欲不振，恶心呕吐，在某医院检查，诊为黄疸性传染性肝炎，5 日后病势加重，面目及周身皮肤呈橘皮色。高热 39.8℃，持续 13 日未退，神昏谵语。查体：肝大达肋下缘下 3 横指，剑突下 3 指半。舌红绛，苔黄腻，脉弦数。

辨证：毒热深陷，胆汁外溢。

治法：凉血解毒，清热利胆。

处方：金银花 30g，墨旱莲、连翘、滑石各 24g，栀子、茵陈、生大黄各 15g，川木通 6g，牡丹皮、桃仁、三棱各 12g，黄连 9g，青黛 3g（冲服），水牛角 20g。

二诊：患者连服前方 3 剂，大便溏泄，每日 2 ~ 3 次，腹胀减轻，精神好转，小便通畅，烦躁稍宁，体温 39.5℃，舌红苔黄腻，脉弦数略软，是毒热未得外宣，湿毒仍在郁闭，欲退其热，必先解其毒，仍以凉血解毒退热为主。处方：板蓝根 30g，金银花、丹参各 24g，山慈菇 18g，茵陈、生大黄、赤芍各 15g，三棱、郁金各 9g，青黛 3g。冲服。

患者连服 7 剂，身热已退，体温正常，面目及皮肤不黄，食欲恢复，能下地活动。肝缩至肋下缘 1 横指，胁已不痛。舌质淡，脉沉敛不数。后清热解毒，疏肝化郁，健脾化郁，健脾和胃，调理得当，诸症消失。复验肝功能接近正常，只是身倦无力，有时腹胀失眠，舌淡红无苔，脉弦虚，以健脾和胃、疏肝补气法，调理半月出院。

【按】本案患者属重症肝炎，中医属于急黄，多由外邪诱发。此系湿热郁结，蕴热酿毒，内扰于胆，不得外泄。胆液泛溢周身，致全身发黄，热灼伤津，故出现高热，毒热炽盛，上扰心包，蒙蔽清窍，神昏烦躁，是邪热内陷营血之重症。在治则上宜速给大剂清热解毒，以扫荡肝胆之毒热，使之向外宣解，以分散其内攻之势，方能转危为安，方中以金银花、连翘、大黄、板蓝根、黄连清热解毒为主；以茵陈清热除湿，利胆退黄；墨旱莲、栀子、牡丹皮清热凉血；三棱、桃仁破血行瘀；滑石清热渗湿，通利小便，使毒热从小便排出；水牛角、青黛凉血解毒，从而清除毒邪对肝胆之损害。

黄疸 2（溶血性贫血）

刘某，女，38 岁。

皮肤黄染、小便黄 3 周。

初诊：患者 3 周前出现面色萎黄，神疲乏力，多汗，小便黄，大便色淡，纳差，夜寐多梦，舌淡胖，边齿痕，苔薄黄，脉象细数。实验室检查示：白细胞计数 2.9×10^9/L，红细胞计数 3.0×10^{12}/L，血红蛋白 73g/L，血小板 80×10^9/L，网织红细胞百分比 15.9%，总胆红素 60μmol/L，直接胆红素

15μmol/L，间接胆红素 50μmol/L，Coombs 试验（抗人球蛋白试验）阴性。

辨证：脾肾亏虚，湿热内阻。

治法：健脾补肾，活血化湿。

处方：黄芪 30g，当归 15g，白术 15g，赤芍 15g，川芎 10g，女贞子 15g，生地黄 10g，墨旱莲 15g，木香 10g，益母草 20g，鸡血藤 15g，炙甘草 10g，茜草 10g，茵陈 10g，白茅根 15g，仙茅 15g，淫羊藿 15g。7 剂，水煎服，日 1 剂，分两次口服。

同时予泼尼松片，30mg/次，1 次/日，口服。

二诊：患者自觉体力增加，出汗较多，血常规示：白细胞计数 3.2×10^9/L，红细胞计数 3.3×10^{12}/L，血红蛋白 80g/L，血小板 100×10^9/L。遂在上方基础上加牡蛎 30g，浮小麦 30g，菟丝子 15g，补骨脂 10g，萆薢 15g。10 剂，加强补肾敛汗，调节免疫功效，泼尼松减为 25mg/次，1 次/日。

三诊：乏力改善，出汗缓解，皮肤黄染减轻，尿色变淡。血常规示：白细胞计数 3.7×10^9/L，红细胞计数 3.0×10^{12}/L，血红蛋白 100g/L，血小板 95×10^9/L。前方基础上去牡蛎、茜草、补骨脂，加桑椹 20g，山茱萸 10g 滋补肾阴。治疗 2 个月后，患者自觉症状缓解，白细胞计数 4.0×10^9/L，红细胞计数 3.5×10^{12}/L，血红蛋白 130g/L，血小板 120×10^9/L，网织红细胞 0.5%，总胆红素 25μmol/L，直接胆红素 10μmol/L，间接胆红素 12μmol/L。予泼尼松 5mg/次维持。

【按】溶血性贫血是由于红细胞破坏速率增加，超过骨髓造血的代偿能力而发生的贫血，该患者以贫血为主，合并白细胞减少，表现为面色萎黄，伴神疲乏力、心悸气短等虚弱症状，治宜健脾补肾，活血化湿。方中黄芪、白术健脾益气；仙茅、淫羊藿温补肾阳；女贞子、墨旱莲滋补肝肾；赤芍、川芎、当归活血化瘀；鸡血藤、茜草养血活血，升白细胞；益母草活血利尿；茵陈、白茅根清热利尿；木香行气理滞；牡蛎、浮小麦滋阴敛汗；炙甘草调和诸药。诸药共奏疗效。

黄疸 3（溶血性贫血）

张某，女，48 岁。

目黄伴乏力、腰痛 7 个月。

初诊：患者 7 个月前劳累后出现目黄，伴乏力、腰痛不适，曾在外院查 Coombs 试验阳性。实验室检查示：白细胞计数 4.2×10^9/L，红细胞计数 3.0×10^{12}/L，血红蛋白 90g/L，血小板 160×10^9/L，网织红细胞百分比 5.6%，总胆红素 45μmol/L，直接胆红素 8μmol/L，间接胆红素 30μmol/L。此次诊见：乏力，腰痛，巩膜轻度黄染，尿频，色黄，舌质暗，苔薄黄，脉沉细。

辨证：湿热血瘀。

治法：活血化瘀，清热利湿。

处方：益母草 20g，当归 15g，赤芍 15g，川芎 13g，木香 10g，甘草 10g，茵陈 10g，白茅根 15g，淫羊藿 20g，石韦 20g，金银花 10g。7 剂，水煎服，日 1 剂，分两次口服。

二诊：患者无腰痛，感眼睑浮肿、心悸、背痛，前方益母草增至 30g，加萆薢 15g。

三诊：患者自觉症状缓解，实验室检查示：血红蛋白 130g/L，网织红细胞百分比 1.5%，总胆红素 20μmol/L，直接胆红素 6μmol/L，间接胆红素 10μmol/L。前方去石韦、金银花。

【按】患者系中年女性，以双目黄染、乏力、腰痛为主要症状，辨属中医黄疸范畴。因劳累伤脾，肢体失养，见乏力；脾失健运，水湿不化，郁而生热，阻滞气机，肝胆疏泄不利，胆汁外溢，循经上犯，故见目黄；湿热下注，熏蒸膀胱，见尿黄；湿热蕴结，气滞血瘀，不通则痛，见腰痛。综观舌脉，为湿热血瘀，治以活血化瘀，清热利湿。方中益母草、赤芍、当归、川芎活血化瘀，凉血利水；木香理气通滞；甘草、金银花清热解毒；茵陈、白茅根、石韦利湿退黄，清热凉血；淫羊藿益肾温阳，促进造血，服药后腰痛减轻。眼睑肿、身痛、心悸系水湿停聚，气机不利，故加大益母草用量，并予草薢利湿祛浊，调节免疫。该患者辨证以邪实为主，治疗以祛邪为要，辅以活血化瘀，调节免疫，使湿热毒邪从小便而出。

腹痛 1（急性胰腺炎）

陈某，女，24 岁。

腹痛伴恶心呕吐 2 周，加重 2 日。

初诊：患者腹痛 2 周，伴恶心呕吐，不思饮食，心中烦乱，胃脘疼痛难忍，胸中胀闷异常，不能仰卧，疼痛牵及左侧腰骶部。大便燥结。查体：体温 37.5℃，巩膜不黄，腹肌拒按，剑突下压痛明显，舌红苔黄腻，脉弦细数。血淀粉酶 1024U。

辨证：肝郁气滞，胃失和降。

治法：清解郁热，疏肝理气。

处方：金银花、连翘、白芍各 15g，木香、香附、乳香、没药、五灵脂、枳壳、栀子、桃仁、红花、黄连各 9g。

二诊：患者服 2 剂后腹痛稍减，又感背痛，舌红，苔薄白，脉沉细数。此为肝气瘀滞，脾不健运，宜补气降逆，清热理气止痛。处方：金银花、白芍各 15g，代赭石 12g，陈皮、连翘、半夏、乳香、白术、川楝子各 9g，厚朴、木香各 6g。

患者服上方后腹痛消失，血清淀粉酶降至正常。后以补气健脾、清化湿热、理气活血调理治愈。

【按】胰腺炎属中医腹痛范畴，多由饮食不节、过食生冷、虫积、气滞而发病。本例患者平素湿热郁滞，肝气横逆犯胃，损伤脾阴，脾虚不运，气机不畅。方中金银花、连翘清热解毒，黄连清热燥湿，川楝子、木香、香附、枳壳疏肝理气，解郁止痛。

腹痛 2 （肠粘连）

祁某，女，34 岁。

全腹疼痛 2 个月。

初诊：患者于阑尾炎手术后 2 个月，全腹部阵发性牵制样疼痛，腹胀。10 余日后疼痛渐以右下腹为甚，痛时肠鸣，喜按，按之则矢气而痛减。恶寒自汗，恶心食少，胃脘满闷，大便溏薄，每日 2～3 次，既往有胃脘痛，怕吃冷食。某医院诊为手术后肠粘连，转来就诊，舌紫而尖红，苔薄白，脉沉细略数。

辨证：脾胃虚寒，气血瘀滞。

治法：温中散寒，活血止痛。

处方：白芍 30g，乳香 12g，桂枝、厚朴、白术、乌药、五灵脂、炙甘草各 9g，干姜、延胡索、木香各 6g。水煎服，日 1 剂。

二诊：患者服药 2 剂，腹胀痛减轻，大便成形。舌质紫色已退，脉左沉略弦，右滑数，是瘀滞之象，原方加栀子 6g。

三诊：患者服药 3 剂，腹胀消失，胃脘仍稍满闷。舌质正常，脉弦细滑数，略加休养后可恢复工作。

【按】本例患者为手术后肠粘连的腹痛，结合脉症系络伤血瘀，久痛入络，而兼脾胃虚寒征象。故治疗以温中散寒、活血散瘀止痛为主。处方以桂枝、干姜、厚朴温中散寒止痛；白芍、甘草和理缓急止痛；乌药、木香行气消胀止痛；乳香、五灵脂活血散瘀止痛。患者连服 4 剂后症状基本消失。

消渴 1（糖尿病）

刘某，男，55 岁。

口渴消瘦伴乏力 1 个月。

初诊：患者近 1 个月心烦口渴，不饮水即唇干舌燥，口渴难忍，食欲减退，日渐消瘦，疲乏无力，每日饮水量 4200mL，尿量 4350mL，尿比重 1.002，且有遗精，盗汗，腰酸痛，失眠，舌质红绛，舌干无苔少津，脉虚数。空腹血糖 10mmol/L，餐后血糖 15mmol/L。

辨证：真阴耗伤，阴虚火旺。

治法：清热泻火，滋阴生津。

处方：生石膏、生地黄各 24g，黄芩 10g，知母、沙参、麦冬、天花粉各 15g，五味子 12g，甘草 9g，太子参 30g。

二诊：患者前方连服 8 剂，烦渴好转，夜能安睡，身觉有力，食欲渐增，尿量减少，舌质淡红，脉弦虚，是燥热已退、阴气得复、津液不足之象，宜滋补肾阴，生津止渴。处方：菟丝子 30g，覆盆子、生地黄各 24g，玄参 18g，桑寄生、桑螵蛸、枸杞子、钩藤各 15g，肉苁蓉 12g，五味子 9g，甘草 6g，太子参 30g。

患者连服 18 剂，已不烦渴，食欲正常，身觉有力，而遗精盗汗亦自愈，后以此方连服 1 周，诸症消失。

【按】本例患者口渴唇舌干燥为阴虚内热，饮水量与尿量几乎相等，多饮即溲乃是气阴亏耗，且有遗精、盗汗、腰酸痛等肾虚证候。方中生石膏、知母清胃热泻火，沙参、麦冬、天花粉养阴生津，五味子敛阴滋肾，太子参益气，甘草补脾润肺。烦渴好转后，加用覆盆子、菟丝子、桑寄生、肉苁蓉、桑螵蛸补肾益津缩尿，生地黄、玄参滋阴生津，补阴助阳，使阴平阳秘，口渴等症消失。

消渴 2（糖尿病）

吕某，女，48 岁。

多饮、多食、多尿、消瘦半年。

初诊：患者半年来日渐消瘦，心烦，口渴引饮，善饥消食，疲乏无力，小便频数，大便干燥，头晕，睡眠欠佳，舌质红，无苔，脉细。餐后血糖 26mmol/L，尿糖（＋＋＋）。

辨证：肺肾阴虚，中焦蕴热。

治法：滋阴补肾，润肺清热。

处方：黄芪30g，生山药、沙苑子、蒺藜、生地黄各24g，玄参、山茱萸各18g，五味子、知母各9g，太子参30g。

二诊：患者连服前方1周，饥饿感、口渴减轻，小便量减少，睡眠欠安。前方减黄芪、知母，加玉竹、菟丝子各24g，何首乌、麦冬各18g。

三诊：前方根据脉症，方药略有加减，又服两周，脉虚软不数，口不渴，尿量减少，眠安，用补肾固摄法巩固治疗。处方：生山药、山茱萸各24g，桑螵蛸、枸杞、玉竹各15g，杭白芍、续断、五味子、桑寄生各12g，萆薢、知母各9g，太子参30g。

患者连服此方3周，症状消失，血糖下降，尿糖阴性。后以此方改服丸剂，长期服用。

【按】本病属消渴范畴，口渴多饮为上消，善饥消谷为中消，多尿或尿混浊为下消。本病多因嗜酒厚味，损伤脾胃，运化失职，内热化燥而伤阴，阴不敛阳，燥阳上灼肺阴，则烦渴引饮；灼伤胃阴，则消谷善饥；肾阴虚损，固摄无权，则见多尿。总之不外阴虚阳亢，津固热炽，但根本是真阴不足，应首先治肾，以滋阴补肾为主。方中黄芪、太子参益气养阴，生地黄、玄参养阴增液，生山药、山茱萸、沙苑子、蒺藜、桑螵蛸补肾固摄，五味子滋阴生津，知母清热降火。症状减轻后，减黄芪等药，加玉竹、麦冬养阴生津，何首乌、菟丝子补肾益精，枸杞子、续断、桑寄生补肝益肾。治疗消渴，无论上、中、下消都从肾治，使阴精恢复，则病自愈。

淋证（尿频）

韩某，男，49 岁。

尿频、尿急半个月。

初诊：患者尿频尿急半个月，经化验小便正常，B 超未见膀胱充盈，服用八正散、五苓散及补中益气汤等方无效而来诊。诊见尿频尿急无度，神疲乏力，大便干，舌质淡红，苔薄白，脉沉细。

辨证：肾阳亏虚。

治法：温肾固关。

处方：济生肾气汤加味。熟地黄 15g，山药 15g，山茱萸 10g，茯苓 10g，牡丹皮 10g，泽泻 15g，桂枝 10g，制附子 10g，牛膝 15g，车前子 15g（包煎），木香 6g，青皮 6g。水煎服，日 1 剂。

患者服用 2 剂后尿频锐减，守方 5 剂，症除而愈。

【按】尿频五度，滴沥而下，经八正散、五苓散、补中益气汤常法治疗，病情无减。细揣主症，淋者无痛，癃者无蓄，水液生成无恙，下至膀胱不蓄，开合失度。其症显于膀胱，病实源于肾，故从治肾入手，以济生肾气汤温固肾气，使气化得复，膀胱能行州都之令。

下篇 典型验案 | 217

癃闭（前列腺肥大）

高某，男，50岁。

反复小便困难半年余。

初诊：患者平素身体健壮，半年来时感下腹部不适，继而小便困难，须用力10分钟左右始能通下。近20日，小便困难，尿量甚少，点滴而下，自觉下腹胀闷不适。检查：形体肥胖，精神不振，舌红无苔，脉沉缓。前列腺B超提示：前列腺肥大，膀胱残余尿200mL。

辨证：气虚阴盛，湿浊内蕴。

治法：补气活血，行水宣闭。

处方：生黄芪30g，泽泻、薏苡仁、赤芍各12g，牡丹皮、炒白术、茯苓、桃仁、香附、红花各9g，甘草梢、萹蓄、瞿麦各6g，肉桂3g。

二诊：患者连服前方3剂，尿量即见增多，小便困难减轻，由点滴而变为涓涓，小腹不适好转，脉象较前有力，是阳气渐充，水气已行，原方重用黄芪。处方：生黄芪60g，生山药15g，泽泻、大腹皮、生地黄各12g，炒白术、茯苓、赤芍、桃仁、三棱各9g，牵牛子10g，肉桂3g。

三诊：患者连服5剂，小便通畅，小腹舒适，饮食如常。以此方配成丸剂，连服以防复发。

【按】癃闭是以排尿困难，甚则小便闭塞不通为主症的疾患。癃闭的病位在膀胱。癃闭的形成是由于膀胱气化不利。本例患者形体肥胖是气虚阴盛之象，气为血之帅，气行则血行，气虚则血行不畅。应以补气活血治之，佐以利尿通闭之剂。方中重用生黄芪补气升阳，补气可以生血，气升则水自降，与肉桂同用可通血脉；膀胱是津液之府，气化则出，用白术以除其湿，气畅而津液生，燥湿则能小便利；泽泻可泻膀胱之湿；薏苡仁清热利湿与茯苓同用均能通利小便；桃仁、红花、香附、瞿麦、萹蓄理气活血，利尿通淋。待诸症好转仍重用生黄芪，以补气升阳，畅通水道。

头痛 1（神经衰弱）

韦某，男，46 岁。

头痛、失眠 2 年，加重半年。

初诊：患者因工作劳累，情绪紧张，失眠已 2 年，每日仅睡 2~3 小时，甚者彻夜不眠，经常头晕目眩，半年来头痛加剧，头痛健忘，耳鸣，心烦，食欲不振，舌尖殷红，左部脉虚数，重按比较有力。

辨证：肝肾阴虚，肝阳上亢。

治法：清肝育阴，潜镇安神。

处方：何首乌 24g，钩藤 18g，蒺藜 15g，桑寄生、生石膏、牡丹皮各 12g，藁本、栀子、白芷、胆南星、川芎各 9g，甘草 6g，羚羊粉、血琥珀各 1.2g，朱砂 0.6g（后三味同研冲服）。

二诊：患者连服前方 3 剂，头痛减轻，夜能入睡，精神清爽，食欲好转，舌转淡红，脉象虚数有力。这是阴气渐复、肝热未净之象，仍以原方加减。处方：何首乌 24g，钩藤、玄参各 15g，磁石 12g，夏枯草、川芎、白芷、藁本、胆南星、清半夏各 9g，甘草 6g，羚羊角 1.2g，琥珀 0.9g。

患者连服上药 2 剂，头不痛，眩晕亦减，夜能入睡，心不烦热，精神安静，食欲好转，脉弦虚，舌质淡。后以原方加减调整痊愈。

【按】头为诸阳之会、精明之府，五脏精华之血、六腑清阳之气皆会于头部。本例系肝肾阴虚，水不涵木，肾失蛰藏，肝阳上泛而致头痛。肝与肾是相互滋养的关系，肝主疏泄条达，肝藏血，肾藏精，如肾精亏耗，肝血不足，都会出现肝肾阴虚证候，相反肝阳亢盛，不但会损伤肝阴，且进一步损伤肾精。本例乃肾阴不足，肝失柔养而致肝阳亢盛，在治疗上应养肝滋肾。方中以何首乌滋补肝阴，钩藤、白蒺藜疏肝息风，牡丹皮清泄肝热，川芎、白芷、藁本祛风止痛，栀子、石膏清热泻火除烦，桑寄生滋补肾阴，琥珀、朱砂、羚羊粉三味同用，养心镇惊，安神息风，待阴气渐复，肝热已清，诸症消失。

头痛 2（血管神经性头痛）

朱某，女，35 岁。

反复头痛 2 年，乏力、纳差 1 个月。

初诊：患者 2 年来头痛反复发作，1 个月前出现乏力、纳差，曾诊断为血管神经性头痛，多次治疗效果不佳。刻下：头痛，以右侧为甚，昼轻夜重，痛如锥刺，痛时恶心欲吐，眠差多梦，乏力懒言，月经量少，色暗，舌质偏紫，苔薄白，脉细涩。

辨证：气虚血瘀。

治法：补气养血，活血通络。

处方：补阳还五汤加味。黄芪 60g，川芎 10g，桃仁 10g，红花 6g，当归 12g，赤芍 10g，地龙 10g，石菖蒲 10g，郁金 10g，天麻 10g。日 1 剂。

二诊：患者服 5 剂后，头痛明显减轻，睡眠改善。

患者继守上方连续服用 5 天，诸症愈，未见复发。

【按】本案为气虚血瘀，瘀阻清窍，伴见气血不足，不通则痛，故见头痛如锥刺。以补阳还五汤益气养血，活血通络。方中重用黄芪大补元气，目的在于取"气旺能生血，气旺则血行"之意，加入郁金、石菖蒲以理气宣窍通络，加入天麻、石菖蒲以养心安神，通络止痛。药证相符，则病可愈。

头痛 3（抑郁焦虑状态）

王某，女，34 岁。

间断头痛失眠 2 年，加重 1 周。

初诊：患者平素脾气急躁，2 年前出现头部胀痛，位置不固定，失眠多梦，查头部 CT 未见异常，未就诊，失眠时偶尔服用安定类药物。1 周前患者因家中出现意外，头痛失眠加重，夜间可睡 4 小时，伴情绪低落，心烦急躁，心悸，口干苦，月经量少色暗，纳差，小便黄，大便调，舌红苔薄黄，脉沉细。

辨证：肝郁化火。

治法：疏肝解郁，泄热安神。

方药：柴胡 10g，黄芩 10g，黄柏 5g，夜交藤 30g，炙远志 10g，合欢皮 15g，百合 30g，珍珠母 30g，茯神 20g，肉桂 3g，炒酸枣仁 30g，煅磁石 20g，煅龙骨 30g，牡丹皮 30g，竹茹 20g，琥珀 3g（冲服），浮小麦 30g，甘草 10g，大枣 10g，郁金 15g，丹参 30g，川芎 10g，全蝎 5g，桃仁 20g。7 剂，日 1 剂。

二诊：患者服药后心悸好转，下午头两侧痛，口干苦好转，头重如裹，时有心情低落烦躁，纳差，二便调，舌红苔薄黄，脉沉细。上方去桃仁加合欢花 10g，黄连 3g。14 剂。

患者后服原方 7 剂，症状均有好转后停药。

【按】肝主疏泄，喜条达而恶抑郁，肝失条达，郁怒伤肝，气郁不畅，气滞血瘀。肝气郁结不解，气郁日久可以化火。若肝郁犯脾，或思虑不解，劳倦伤脾，均能使脾失健运，蕴湿生痰，导致气滞痰郁。本方以丹栀逍遥散加减，疏肝解郁，清火泄热，加甘麦大枣汤养心安神，桃仁、丹参、牡丹皮活血化瘀，全蝎通络止痛。

头痛 4（真性红细胞增多症）

吕某，男，49 岁。

头痛乏力半年，加重 2 周。

初诊：患者半年前无明显诱因感头痛乏力，服止痛片无效，遂至某医院就诊。血常规示：白细胞计数 9.3×10^9/L，红细胞计数 7.6×10^{12}/L，血红蛋白 214g/L，血小板 352×10^9/L，红细胞比容 66%。血流变学检查示：全血黏度高切

7.85、低切10.35，血浆黏度1.94。中性粒细胞碱性磷酸酶积分125分。骨髓穿刺示：骨髓增生活跃，脂肪颗粒减少，以红系增生为主。诊断为真性红细胞增多症，曾予放血治疗，每次200mL，共2次，红细胞计数无明显下降，继而以高三尖杉酯碱2mg，加于10%葡萄糖注射液500mL中静点，每日1次，共7天，红细胞计数、血红蛋白均有所下降，最低时红细胞计数4.7×10^9/L，血红蛋白175g/L，但2周后血红蛋白又反弹，遂到我院求中医治疗。现患者面部手掌潮红，头晕乏力，目赤唇紫，大便秘结，舌质暗红，苔薄黄，脉弦。血常规示：白细胞计数9.4×10^9/L，红细胞计数7.1×10^9/L，血红蛋白203g/L，血小板336×10^9/L。

辨证：肝胆湿热。

治法：清热泻火，利湿通便。

处方：丹参30g，黄芩10g，地骨皮10g，牡丹皮10g，赤芍10g，三棱10g，莪术10g，栀子10g，车前子20g，泽泻10g，生地黄10g，甘草10g。每日1剂，服用1个月。同时口服当归龙荟丸，每次0.6g，每日3次。

二诊：患者1个月后来诊，面红目赤好转，大便通畅，血红蛋白186g/L，病情较前明显改善，继服上方1个月，后以当归龙荟丸，每次0.6g，每日2次。

【按】本病属中医血热、血瘀范畴，肝经与督脉会于颠顶，肝火炽盛，故见头痛乏力，肝开窍于目，肝火上炎，则目赤肿痛，面部潮红，肝火炽盛于上，而阴液亏虚于下，故见大便秘结，当归龙荟丸有泄热通便之功，故治疗有效。

眩晕1（梅尼埃病）

许某，女，30岁。

间断头晕2年，加重1周。

初诊：患者2年前眩晕初次发作，曾跌倒，10余日自愈，半年来时常发作，近1周眩晕，视物有旋转感，恶心，呕吐，不能起立，不敢睁眼，舌红，苔黄腻，脉弦滑尺弱。

辨证：阴虚肝热，湿热上冲。

治法：清肝化湿，养阴止眩。

处方：石决明、清半夏各24g，滑石18g，茯苓、钩藤各15g，磁石12g，胆南星、葶苈子、蒺藜、知母各9g，琥珀、朱砂各0.9g（后两味同研冲服）。

二诊：患者服药2剂后，能安睡不晕，原方再服3剂痊愈。

【按】眩，谓目视发黑；晕，谓头如旋转。眩晕相兼，其人头眩目黑，如坐船上，起则欲倒。引起眩晕的原因很多，主要分为外感、内伤两类。此例为内伤，由于阴亏血少，阴亏则阳盛，血虚则生热，肝热系因阳亢，阳亢之本源于阴亏，阴亏而致肝热，湿热上冲，形成眩晕，治疗应清肝化湿，滋阴潜阳止眩。首先升脾降胃，用调理脾胃之剂，辅用茯苓以利水渗湿，葶苈子、胆南星以行水利湿，使之升脾降胃，而致肝气平和，不致生热；肝恶燥喜润，燥易致肝火妄动，应用重镇药如朱砂、琥珀、磁石以镇肝木，引肝火下降，以息肝风；另石决明性能敛肝火，镇肝息风，以缓其上升之势；滑石清热兼能利湿，上能清肝热，下行可将余热排出；知母苦寒质柔有滋阴退热润燥作用。本病病因较多，必须注意辨证施治，才不致顾此失彼，影响疗效。

眩晕 2（高血压）

陆某，男，46 岁。

头晕头痛 3 年。

初诊：患者患高血压已 3 年，经常头晕，头痛不能起立，心烦不能安眠，饮食正常，体重增加，经治疗无明显效果。舌质红，苔黄腻，脉象左弦大有力，尺脉弦虚。检查：血压210/120mmHg。

辨证：肾阴虚衰，肝阳上亢。

治法：清肝泄热，安神潜镇。

处方：夏枯草、黄芩、钩藤各 30g，代赭石、生石膏、玄参、决明子、杜仲、桑寄生各 24g，地龙 18g，胆南星 9g，甘草 6g，琥珀、朱砂各 0.9g（后两味冲服）。

二诊：患者连服 1 周，头晕痛减轻，睡眠好，脉弦大重按较软，舌略淡，血压 180/105mmHg，宜原方加减：钩藤 45g，夏枯草、黄芩、玄参各 30g，珍珠母、桑寄生各 24g，决明子、炒杜仲各 18g，白术 9g，胆南星 6g，琥珀、朱砂各 1.5g（后两味冲服）。

三诊：患者连服 1 周，头晕胀痛消失，夜能安睡，心不烦，身觉有力，脉弦虚数，舌淡红无苔，血压降至 165/103mmHg。这是肝热清解，肾阴尤虚，虚阳上泛，肾失潜摄。

故宜清肝潜镇，养阴安神。处方：夏枯草、钩藤、玄参各30g，何首乌、杜仲、桑寄生、磁石、地龙、代赭石各24g，白术、胆南星各9g，甘草6g，琥珀、朱砂、熊胆各0.9g（后三味研面冲服）。

患者连服2周，无自觉症状，自感有力，舌尖红无苔，脉弦虚不数，血压165/100mmHg。

【按】高血压多属肝肾阴阳失调，早期多为阴虚阳亢型，晚期多为阴阳两虚型，其中以阴虚阳亢型较多见，原因多为精神情绪等因素，使肝阴伤耗，郁结化热，热冲于上而为肝阳上亢。治宜育阴潜阳，平肝息风，使阴阳平衡。方中夏枯草、黄芩、决明子、钩藤、桑寄生平肝息风，代赭石、磁石、珍珠母潜阳镇逆，墨旱莲、何首乌、生地黄、玄参育阴，黄芩与石决明、夏枯草同用，清肝热降压，佐以琥珀、朱砂镇心安神。

不寐1（神经衰弱）

吕某，女，41岁。

间断失眠4年，加重1周。

初诊：患者间断失眠、头痛4年余，近1周因家事不遂，精神抑郁，经常彻夜不眠，心烦，心悸气短，身倦无力，头眩加重，甚则恶心欲呕，卧床不能起立，舌质偏红，脉弦数不整。

辨证：肾阴虚损，潜敛失司。

治法：滋阴补肾，潜镇安神。

处方：玉竹30g，何首乌24g，钩藤、麦冬、玄参、女贞子各 18g，山药 15g，五味子 12g，川芎、胆南星、白术、甘草各 9g，人参 2.4g（分两次冲服），琥珀、朱砂各 0.9g（同研冲服）。

二诊：患者连服上方两剂，夜能入睡，心悸、气短减轻，略思饮食，口燥少津，可以坐起，舌尖红，脉虚数。原方加重育阴养心之剂。处方：人参 6g，何首乌 30g，玉竹、钩藤、生地黄各 24g，茯神、桑寄生 18g，生龙齿 15g，磁石 12g，半夏、川芎、远志、胆南星、甘草各 9g，琥珀 1.2g，朱砂、血竭各 0.9g，冰片 0.12g（后四味同研冲服）。

患者连服 4 剂，头已不眩，能下地活动，精神清健，夜能熟睡，心悸气短减轻，食量增加。以前方略加减，继服两周，恢复工作。

【按】人入眠时，上焦阳气下降，与下焦阴气会合，阳入于阴则寐。本例肾阴虚损，潜敛失司，心气衰微，而致阴阳失调，心肾不能相交，以致不寐。由于阳气浮越，脏腑之气有升无降，肾阴亏耗，心火亢盛而彻夜不眠。肾阴亏虚，心肝火旺而心烦不宁。方中玄参滋阴降火，有壮水滋肾功效；女贞子、何首乌滋肾养肝，使真阴复而上交于头目；五味子、麦冬养心安神，使心火下降，肾水上升，使心肾相交；加人参为生脉散入心生脉，补脉中元气；生山药补肾阴，益心气；玉竹养阴润燥，滋养气血；白术补脾益气；钩藤平肝清热，镇痉息风；朱砂、琥珀、龙齿镇心安神，除烦开窍；冰片、血竭补心肝之阴。后重用育阴养心之剂巩固疗效。

不寐 2（神经衰弱）

刘某，女，47 岁。

失眠、耳鸣 8 年。

初诊：患者 8 年前出现失眠、耳鸣，疲劳和月经前则甚，时有头晕，精神紧张则头痛，诊为神经衰弱，纳差少食，腹胀嗳气，大便日行 2~3 次，舌淡红，苔白腻，脉沉细而弦。

辨证：阴虚脾弱，肝脾失调。

治法：养阴柔肝，调理脾胃。

处方：太子参 30g，茯神 15g，白术 12g，炙甘草 10g，夜交藤 15g，炒酸枣仁 30g，山药 10g，山茱萸 12g，杜仲 15g，枸杞子 10g，当归 15g。7 剂，日 1 剂。

二诊：患者精神好转，耳鸣、失眠减轻，饮食增加，大便正常，日行 1~2 次，舌脉如前，继宜养阴潜阳，原方加黄柏 6g。

三诊：患者服药后病情再减，继宜柏子养心丸，早晚各 1 丸，缓调。

【按】本例患者以失眠、耳鸣为主诉，脉证属阳虚脾弱，肝脾失调，用四君子汤加养肝之药，肝脾合治，因脾胃虚弱，故用夜交藤易牡丹皮，病情好转后，用柏子养心丸调理。

不寐 3 （缺铁性贫血）

王某，女，44 岁。

失眠、头晕半年，加重 1 个月。

初诊：患者于半年前无明显诱因出现失眠、头晕，稍有心事或有其他事情干扰即彻夜不眠，头晕感到头部空虚，活动后感心慌、气短、乏力，平时坐、卧位即觉舒适，动则累甚，极易疲倦，懒言少动，面色苍黄、晦暗，形体消瘦。近 1 个月脱发明显，两胁胀痛，叹气则舒，盗汗，喜闭目，心烦急躁，手足心热。患者已在外院做了全面检查，除有轻度贫血外，余均无异常。月经每月提前 1 周左右。舌质淡，苔白，脉沉弱无力。

辨证：气阴两虚，精、气、神俱虚。

治法：益气养阴，养血安神。

处方：黄芪 30g，当归 15g，生地黄 10g，熟地黄 10g，黄芩 10g，黄连 3g，黄柏 6g，酸枣仁 30g，朱茯神 20g，知母 10g，北沙参 15g，地骨皮 10g，牡丹皮 10g，川芎 10g，丹参 30g，甘草 10g。7 剂，水煎服，日一剂，分两次口服。嘱患者忌饮浓茶。同时予我院自制制剂再障生血合剂，100mL/次，一日 2 次，口服；维铁缓释片，一次 1 片，一日 1 次，餐后口服。

二诊：盗汗减轻，精神好转，疲倦无力，手足心热减轻，大便日 1 次。上方加生龙骨 30g，生牡蛎 30g，珍珠母 30g，磁石 20g。14 剂。

三诊：患者服用 14 剂后上症明显减轻，继续随诊，加减口服 2 个月后痊愈。

【按】气与血乃人体生命活动之重要物质基础，气血亏虚，使气主煦之、血主濡之的作用减退，而脏腑则赖之以滋，神魂赖之以安，颜色赖之以润，营卫赖之以充，津液赖之以通行，二阴赖之以调畅，人之一身外而皮毛肌肉筋骨，内而五脏六腑，凡形质所在，皆气血之用也。治法当调补气血，所以首选当归六黄汤合酸枣仁汤加减，以益气养阴，止盗汗，收耗散之津液。盗汗止后又以人参养荣汤、归脾汤加减，加强了益气养阴之功。阴虚甚则出现手足心热，即所谓五心烦热。14 剂后，五心烦热止。月经量有所增加，经期渐趋正常，气虚则血瘀，故行经时夹有血块，气足则血行，故瘀块消失，腹痛亦止。随着气血恢复，头晕、心悸、失眠、恐惧、脱发、健忘等症消失。

梅核气（瘿病）

尚某，女，28 岁。

咽部异物感 20 天。

初诊：患者因精神苦闷、情志抑郁，近 20 日觉颈部变粗，咽喉胀闷并觉有物阻塞，吞咽不下，咳吐不出，胸中亦胀闷不舒，食后泛酸，嗳气，但进食吞咽正常。舌淡红，苔白腻，脉沉细。

辨证：肝气郁结，痰涎壅滞。

治法：疏肝理气，和胃涤痰。

处方：姜半夏、茯苓、陈皮、柴胡、杭白芍、生赭石各 9g，厚朴、紫苏叶、旋覆花各 6g，瓜蒌仁 15g，甘草 3g。

二诊：患者连服前方 3 剂，症状显著好转，颈部胀闷，嗳气消失，胸部不闷，咽中梗塞感未减。原方加疏气豁痰剂。处方：姜半夏、茯苓、陈皮、杭白芍、青皮各 9g，厚朴、紫苏叶、柴胡、乌药各 6g，瓜蒌仁 12g，甘草 3g。

患者连服 7 剂，诸症消失。

【按】本病易发生于妇女，多因情志抑郁，肝气犯胃，胃气上逆，脾失运化，水津不布，痰浊不化，痰涎壅滞所致，表现为咽中自觉有物阻塞，咳之不出，咽之不下，后人称为梅核气。《金匮要略·妇人杂病脉证并治》云："妇人咽中如有炙脔，半夏厚朴汤主之。"方中清半夏、厚朴、茯苓、生姜、紫苏叶系《金匮要略》原方，半夏、厚朴、生姜辛以散结，苦以降逆，茯苓佐半夏利水消痰，紫苏叶芳香以宣通郁滞，使气舒涎去；陈皮燥湿化痰，健脾和胃，与厚朴同用燥湿之力更强，与半夏同用增加化痰之功；柴胡疏肝解郁，除胸膈满闷，杭白芍柔肝，与柴胡共用疏肝解郁；瓜蒌仁宽中散结化痰；旋覆花、代赭石降逆化痰和胃；甘草缓和药性。梅核气应与慢性咽炎鉴别，咽炎咽中似有痰涎梗阻，咳咽不出，可用和胃降逆、利咽消肿法治之。本病为精神抑郁，胃气上逆，属于癔病的一种特殊表现，根据辨证可用半夏厚朴汤、逍遥散、旋覆代赭汤加减，疗效很好。

痹病 1（颈椎病）

程某，男，56 岁。

背部寒冷、拘紧感半年余。

初诊：患者自诉背部寒冷伴拘紧感已半年，时值盛夏亦穿毛背心，曾用温阳散寒、温补脾肾法，配合针灸、理疗，久治罔效，甚为痛苦，细询病史，方知此病始于暴饮暴食、吐泻之后。症见胃脘部不适，纳呆便溏，四肢欠温，背部寒冷伴拘紧感，劳则加重，舌质淡苔白，脉沉细。

辨证：中气不足，清阳不升。

治法：健脾益气升阳。

处方：黄芪 15g，党参 10g，白术、葛根各 10g，陈皮、柴胡、干姜各 6g，升麻、炙甘草 3g。6 剂，日 1 剂。

二诊：患者诉背部寒凉拘紧感明显减轻，胃脘不适感消失，纳食好转，但大便仍稀薄，原方加山药 15g。

患者继服药 3 剂，诸症消失，随访 1 年，未见复发。

【按】患者由于暴饮暴食，呕吐泻泄，损伤脾胃，中阳不振，则清阳不升，背部失却温煦而寒冷，运用甘温的补中益气汤补其中而升其阳，患者便溏，方去当归，加干姜、葛根温运升阳。

痹病 2（肩周炎）

王某，女，45 岁。

右上肢酸痛麻木半月。

初诊：患者半个月前因洗衣被而劳累出汗，当晚卧床后，即觉右肘至肩部沉重麻木，怕冷酸痛，尤以肩部疼痛较甚，次日右上肢抬举困难，活动受限，入夜疼甚。查体：患者痛苦病容，面色㿠白少华，右臂欠温，舌淡白而润，脉沉细无力。

辨证：寒湿阻络，血行不畅。

治法：温阳行痹。

处方：黄芪桂枝五物汤加减。黄芪 30g，桂枝 9g，白芍 9g，生姜 15g，制附片 9g，大枣 10 枚，姜黄 12g，羌活 6g。5 剂，水煎服，日 1 剂。

二诊：患者服药后右肩麻木沉重大减，怕冷减轻，但肩痛仍甚，舌苔白润，脉沉细，原方加蜂房 9g，嘱服 5 剂。

三诊：患者服药后肩部酸痛，肩麻已愈，抬肩举臂自如，但仍怕冷，沉重，脉舌如前，原方加薏苡仁 30g，蚕沙 15g，以增除湿之功，嘱服 5 剂。

四诊：患者病已痊愈。

【按】血痹系指"卧出而风吹之，血凝于肤者为痹"（《素问·五脏生成》）。与风寒湿所致痹病所不同，血痹以肌肉麻痹无痛感为主要表现，如风邪较重，也可发生疼痛，痹病则麻痛并见。本案患者症状尚属典型，方以黄芪桂枝五物汤加羌活、附子等辛温之品，药证相符，疗效卓著。

痹病 3（风湿性关节炎）

张某，男，36 岁。

间断关节肿痛 2 年，加重半个月。

初诊：患者 2 年前感受风寒，关节肿痛，每逢寒冷则疼痛加剧，屈伸受限，得热则舒适。近半个月来各关节肿胀疼痛，以膝踝关节为重。查体：下肢关节肿痛，活动时更显。舌淡红，苔薄白，脉弦紧。

辨证：风寒湿邪，痹阻关节。

治法：祛风散寒，利湿通痹。

处方：独活、桑寄生各 24g，秦艽、防风、川芎、当归、赤芍、茯苓各 15g，桂枝、牛膝各 9g，甘草 6g，细辛 3g。

二诊：患者连服前方 7 剂，关节疼痛大减，能下地活动。舌淡红少苔，脉弦缓。前方减当归、赤芍、茯苓、细辛，加制川乌、苍术各 9g，桑枝 30g，杜仲、海风藤各 15g。

三诊：患者又服 7 剂，关节肿痛减轻，仍依前方略有加减。

四诊：患者再服 7 剂，症状消失，继服消风活络丸以巩固疗效。

【按】本病属于痹病，古书分行痹、痛痹、着痹，若风偏胜则成行痹，寒偏盛则成痛痹，湿邪偏胜则成着痹。如《素问·痹论》云："风寒湿三气杂至，合而为痹也。"在临床上根据脉症，风寒湿邪偏胜不同，治疗也有侧重。本例属痛痹（寒痹），寒邪偏胜，因寒性凝滞，故痛有定处，气血受寒邪凝滞，疼痛剧烈，得热血行流畅，疼痛减轻，寒性收引，关节屈伸受限，脉弦紧为寒凝疼痛表现。治法以祛风湿通经络为主。方以独活寄生汤加减，独活祛风胜湿止痛，细辛入肾搜风通痹，当归、赤芍、川芎和营养血，桂枝温经祛寒止痛，秦艽、防风胜湿，茯苓健脾渗湿，牛膝补益肝肾，舒筋利痹。复诊减剂，又加制川乌祛寒止痛，桑枝祛风通络，苍术祛风胜湿，下肢痛重加杜仲，上肢痛重加海风藤。最后服丸剂，以善其后。

痹病4（风湿性关节炎）

吕某，女，25岁。

四肢关节疼痛4年余，加重2个月。

初诊：患者四肢关节疼痛四年余，未就诊，2个月前出现发热，关节肿痛，活动受限，局部灼热，伴头晕，口渴，出汗，全身倦怠，纳差。经打针吃药（具体不详）热势不退。体温38℃，两膝关节红肿，有触痛。舌红，苔黄腻，脉弦数偏沉，右部沉滑数。血沉58mm/h，抗O 800IU。

处方：寒水石30g，生石膏、重楼、连翘、滑石各24g，汉防己、麻黄、山慈菇各18g，木通15g，栀子12g，乳香9g，生大黄、大戟各7.5g。

二诊：患者连服前方3剂，身热减退，头晕及关节痛减轻，知饥思食，舌淡红无苔，脉弦数。这是风湿宣散、毒热清解之象。仍宜前法，减石膏、麻黄、连翘、滑石，加老鹳草24g，海桐皮、石菖蒲各15g，地肤子12g。

患者连服1周，体温正常，关节肿痛消失，舌淡无苔，脉弦虚不数。这是湿热宣散、阴津未复之象。继以养阴清热剂服用，以防复发。

【按】本例属热痹，由风湿之邪郁久化热引起，风湿毒热，蕴于经络，而致热痹。方中寒水石、生石膏清热泻火，除烦止渴，为清解肺胃气分实热之要药。重楼、连翘、山慈菇清热解毒，散结消肿。滑石清热渗湿，木通通利而清降，使湿热之邪下行从小便出。麻黄开腠，透毛窍，配石膏可宣泄热邪。

汉防己泄下焦湿热，利水祛风通络止痛，但易伤胃气或引起腹痛，不宜久服。大黄泄血分实热，又解毒消肿。乳香伸筋活络止痛，大戟消肿散结，体虚者忌用。待风湿宣散，毒热清解，可减石膏、麻黄、连翘等药，加祛风除湿、通经活络之剂，如老鹳草、海桐皮、地肤子，石菖蒲化湿开胃。再以养阴清热剂，助正气之恢复。

脱疽（血栓闭塞性脉管炎）

王某，男，40岁。

间断双脚麻木疼痛13年，加重1年。

初诊：患者13年前发现双脚麻木疼痛，逐渐加重，诊断为血栓闭塞性脉管炎，曾做手术加药物治疗而好转。近一年来，患者右足趾疼痛，夜间尤甚，不能入睡，喜热恶寒，有时气短。舌淡苔薄白，脉涩。

辨证：阳气虚弱，气血瘀滞。

治法：补气活血，解毒镇痛。

处方：黄芪、牛膝各30g，党参、金银花各24g，川芎、桃仁、红花、三棱、莪术、路路通、苏木各15g，丹参、连翘各12g，乳香9g，安息香、苏合香各0.6g。

二诊：患者服药2剂，疼痛减轻，夜间已能入睡，舌脉同前。因服药后感头眩，原方黄芪改为15g，党参加至30g。

三诊：患者服前方2剂，疼痛大减，时有麻木感。脉较前稍沉，其他如前。

四诊：患者又服前方2剂，下肢除走动过久有麻木感外，无其他不适，可恢复半日工作。

【按】本病在中医学中属"脱疽"范畴，病因为肾虚，肾气不足，气血不充，又感寒湿，气血凝滞不畅，经络闭塞不通，四肢末端濡养失调，而发生肢端坏死。治疗应补气活血，解毒镇痛。方中黄芪、党参补气活血，丹参、川芎、桃仁、红花、乳香、安息香、苏合香行气活血止痛，三棱、莪术、苏木活血祛瘀止痛，牛膝活血通经下行，路路通活血通络。疼痛减轻，可在原方中酌加补肾药，以巩固疗效。

口疮（复发性口腔溃疡）

王某，女，35岁。

经行口舌糜烂半年余。

初诊：患者每至经期口舌生疮，糜烂疼痛，经后自愈，曾自行外用冰硼散、西瓜霜喷剂，口服维生素 B_2，口舌糜烂未好转。刻下：患者口舌糜烂，糜烂处边缘红肿，口干心烦，夜寐欠安，小便短赤，月经量少，舌质红苔少，脉细数。

辨证：心火炽盛。

治法：泻火清心。

处方：导赤散加味。生地黄15g，川木通5g，淡竹叶20g，莲子心12g，灯心草6g，丹参15g，川牛膝10g，生甘草10g。水煎服，日1剂。

二诊：患者服4剂后，经未止，但口舌糜烂已愈，口舌糜烂时间较前缩短，为保证疗效，嘱其月经再潮前4天，再服原方4剂，以防经期口舌糜烂再生。

半年后患者因他病求诊，言口舌糜烂已痊愈。

【按】心开窍于舌，舌为心之苗，故舌病常与心有关。本例心火本旺，值经期冲气偏盛，冲气挟心火上炎，灼伤口舌，故口舌生疮。今用导赤散清泻心火，导热下行，引心火从小便而出，更加丹参、川牛膝活血通经，引火归原，诸药合用则奏此效。

急喉风（急性咽喉炎）

张某，男，54岁。

咽喉肿痛3天。

初诊：患者着凉后出现咽喉红肿疼痛，吞咽不利，喉头痰多黏堵，已有3天，舌质红苔腻，脉滑。检查发现患者咽部充血，会厌舌面红肿明显，左软腭充血肿胀。

辨证：痰热逗留肺胃。

治法：清热化痰利咽。

处方：薄荷6g，荆芥6g，牛蒡子10g，炙僵蚕10g，桔梗6g，甘草6g，黄芩10g，金银花10g，山豆根6g，赤芍10g。

另用冰硼散吹喉，每日3~4次。

二诊：患者咽喉肿痛已退，焮红退而未尽，喉头堵感亦减，已能吞咽，舌红苔腻，脉细，小便色黄，余热未尽。再予清热利咽之剂，上方去荆芥，加赤茯苓12g，连翘10g。

三诊：患者服前方4剂后，会厌充血肿胀消失，咽部及软腭尚有小瘰，痰多，喉头黏腻。再予清热化痰调治，以冀清利咽喉。处方：牡丹皮10g，天花粉12g，玄参10g，桔梗6g，甘草 6g，黄芩 10g。

患者连服 5 剂后，会厌及软腭肿胀充血全部消退而愈。

【按】急喉风又名紧喉风，为喉风中的一种，相当于西医学的急性会厌炎、急性咽喉炎及急性扁桃体周围炎等病，由肺胃积热、复感风邪、风热相煽所致。治法以内服清热解毒、消肿止痛之药为主，外用清热化腐之药。

鼻鼽（过敏性鼻炎）

刘某，男，56 岁。

反复鼻痒、喷嚏、流清涕 4 年余。

初诊：患者反复鼻痒、喷嚏、流清涕 4 年余，在某医院诊断为过敏性鼻炎，服抗过敏药可暂时缓解，不久即发，服千柏鼻炎片、苍耳子散等皆未获效，遂来我处就诊。自述常遇冷加重或起床时即发，诊见喷嚏频作，清涕如滴，鼻痒难受，四肢不温，舌淡苔白，脉沉缓。

辨证：元阳不足，卫阳不固。

治法：温阳固表。

处方：麻黄附子细辛汤加减。麻黄 9g，制附片 20g（先煎），细辛 5g，苍耳子 12g，辛夷 15g。日 1 剂，水煎服。

二诊：患者服药 5 剂后，症状基本消失，予玉屏风散加附子调治。

随访 1 年，患者未复发。

【按】过敏性鼻炎属中医鼻鼽范畴。医投苍耳、辛夷之属似药证相符，但若不细审脉证，谨察阴阳之所在，只顾局部，忽略整体，则难以奏效。盖本例患者除有鼻痒、喷嚏、流涕等局部症状外，还见一派虚寒之象，当以温阳散寒为治，故在治疗上应整体与局部、扶正与祛邪相互兼顾，方能药证合拍而收效。

颈痈（颌下淋巴结炎）

孙某，女，26岁。

间断面部红肿伴颌下肿物两个月。

初诊：患者两个月来曾两次面部红肿，可见多发丘疹，瘙痒，而后成皮疹，经治疗而愈。第2次皮疹后，继发颌下肿物，红肿疼痛，发冷发热，曾用抗生素治疗3周，热退，颌下肿物疼痛减轻，肿物一直不消。检查：颌下有6cm×4cm肿物，表皮粉红色，中等硬度，中心有波动感，舌红苔黄腻，脉滑数。

辨证：毒热郁结，阻隔经络。

治法：清热解毒，通络消肿。

处方：丹参24g，金银花、夏枯草各15g，连翘、皂角刺各12g，乳香、没药、赤芍各9g，穿山甲、防风、白芷、桔梗各6g，甘草3g。水煎服，日1剂。

二诊：患者连服前方5剂，颌下肿物已缩至3cm×1.5cm，波动已不明显，继服原方2剂。

三诊：颌下肿物已基本消失，仅局部尚有1m²大小硬结，舌胖嫩，脉弦滑无力，是邪祛阴虚之象。前方减穿山甲、皂角刺，加党参、白术各9g。

患者继服5剂，肿物消失。

【按】患者素有皮肤湿疡，后继发颌下肿物，是湿热毒邪郁结经络而成痈。治以清热解毒，通络消肿。方中金银花、甘草清热解毒，防风、白芷散风除湿消肿，丹参、赤芍、乳香、没药活血散瘀止痛，穿山甲、皂角刺通经消肿，夏枯草清火散结，桔梗为引经药。本例肿物属阳证，在毒热已退、肿物渐消后有阳虚之象，应加参、术以补气健脾，使邪祛正扶痊愈。

蛇串疮（带状疱疹）

赵某，男，79 岁。

右侧骶尾部及下肢皮肤红疹、疼痛 10 天。

初诊：患者右侧骶尾部及下肢皮肤起疹、疼痛 10 天，在本院骨科门诊治疗一周，用消炎止痛药治疗无效，疼痛加重，夜晚更甚，不能入眠。诊见左侧骶尾部、膝关节周围胫骨内侧红斑，丘疱疹成簇分布，部分已溃破结痂，基底潮红，疼痛明显，夜晚痛甚，不能入眠，脘腹胀满，纳呆少食，口苦口干，舌红苔黄腻，脉弦。

辨证：肝胆郁热，气血瘀滞。

治法：清热解毒，活血通络。

处方：龙胆泻心汤加减。龙胆草 6g，焦栀子 10g，黄芩 10g，柴胡 10g，川木通 6g，车前子 15g，泽泻 10g，生地黄 10g，当归 15g，川芎 6g，夏枯草 10g，制乳香 6g，制没药 6g，血竭 6g，甘草 6g。7 剂，每日 1 剂。局部配合针灸治疗。

二诊：患者诉疼痛肿胀明显消退，夜能入眠，口干、口苦、腹胀减轻，二便调，舌红苔薄黄，脉沉弦。继服原方 7 剂以巩固疗效。

【按】带状疱疹为潜伏在体内的水痘－带状疱疹病毒导致，机体免疫力下降时诱发本病，中医称为蛇串疮。本例因肝胆火盛，肝火相搏，阻滞经络，致气血凝滞不通，壅于肌肤，则见皮肤灼热刺痛、红斑水疱明显。方以龙胆泻肝汤加清热解毒、理气活血之品内服，清泻肝火，凉血解毒。针灸通络止痛，病获痊愈。

风热疮（多发性红斑型药物疱疹）

王某，男，39岁。

发热1周，全身皮肤红斑、疱疹5天。

初诊：患者一周前因上呼吸道感染发热，头痛头晕，口苦咽干，在当地一诊所静点消炎药（具体不详）。两天后自觉周身不适，继而四肢出现红疹，逐渐遍及全身，面、胸、腹部、四肢躯干、肛门等部位出现斑疹、疱疹，尤以两股内侧明显，部分水疱破溃糜烂，有灼痛感，疼痛难忍，诊为药疹。连续2天用维生素C、葡萄糖酸钙、地塞米松静注，并配合中药清热凉血之法未愈。诊见：体温39.3℃，舌质红绛，苔黄燥，脉洪数，白细胞计数 $20 \times 10^9/L$。

辨证：热毒内盛。

治法：清热解毒，泻火生津。

处方：白虎汤加减。生石膏60g，生地黄30g，黄连10g，金银花10g，连翘10g，生甘草10g，玄参10g，赤芍10g，牡丹皮10g，知母10g，芦根15g，淡竹叶10g，白茅根20g，车前子20g，大黄10g。3剂，分两次口服。

二诊：患者体温 37.6℃，全身皮疹明显好转，水疱破溃已干燥，疼痛明显减轻，上方去大黄，生石膏改 30g，加生黄芪 30g。再服 5 剂。

三诊：患者诉口干不渴，体温正常，皮疹消退，水疱和糜烂面已干燥结痂，药已中方，按上药去石膏、黄连，续服 7 剂，以清除余邪，巩固疗效。

经随访，患者无任何不适，共服 15 剂而痊愈。

【按】本例药疹合并全身感染，临床较为少见，从症状上看多属伤寒论中阳明病，表里俱热，而表热多由内热熏蒸所致，咽干、口渴喜冷饮、高热烦躁、小便黄少均为白虎汤证。所以选用白虎汤加减，以清热保津，除肺胃燥热，加生地黄、黄连、金银花助白虎汤清热解毒，控制感染，清除外感余邪，大黄除肠胃结热，赤芍、牡丹皮、玄参、天花粉、竹叶协同。以上各药共奏清热解毒、泻火凉血、生津扶正之功，故邪去自安，病体得愈。

内伤发热（低热待查）

刘某，男，56 岁。

反复午后低热两年余。

初诊：患者低热两年余，手足心热，午后热甚，体温偏高，常自汗出，头晕，周身乏力，咳嗽，二便正常，舌淡苔薄，脉细。经检查原因不明，久治无效，遂求诊于我处。

辨证：气阴不足。

治法：益气养阴。

处方：浮小麦 15g，炙甘草 6g，黄芪 30g，五味子 5g，天冬 10g，地骨皮 6g，枸杞子 10g，大枣 7 枚。7 剂，水煎服。

二诊：患者服药后低热已退，汗出减少，头晕、咳嗽好转，但夜间手足仍发热，二便正常，舌脉正常，停药观察。

三诊：患者停药两天又发低热，宗原方再服 5 剂。

四诊：药后偶有发热，近几日肠胃欠佳，有时半夜腹痛，大便偏稀，饭后嗳气，肠鸣，舌无苔，脉沉细，属脾气虚弱，治以益气暖肝。处方：党参 10g，炒白术 10g，云茯苓 15g，炙甘草 6g，陈皮 6g，木瓜 9g，浮小麦 15g，五味子 6g，大枣 5 枚。7 剂，水煎服。

五诊：低热已去，食欲好转，继服原方 5 剂。

后随访，诸症悉平。

【按】低热是常见的症状之一，可见于多种疾病，因其难以通过检查而明确诊断，故临床上往往冠以"低热待查"。中医认为部分患者系由外感邪热失于汗解，以致余热缠扰所致。外感发热，若邪在肌表，治之得法，可以一汗而解。治法获效之关键在于辨证是否确切，若一见发热即用清热解毒之剂，不合病机则造成误治。本例证属气阴不足，方以甘麦大枣汤加黄芪，属甘温除热法，另加生津增液之品，以益气养阴除热，久虚低热得愈。

乳胀（男性乳房异常发育症）

杨某，男，43 岁。

右侧乳房肿大 1 个月余。

初诊：发现右侧乳房肿大 1 个月余，伴腹胀便溏，舌红苔薄黄，脉弦细。查体：右乳晕左上侧触及坚实如蚕豆大小的肿块两枚，压痛明显。

辨证：肝气郁结，肝脾不和。

治法：疏肝解郁，软坚散结。

处方：四逆散加味。柴胡 6g，白芍 10g，枳实 10g，甘草 6g，川芎 10g，王不留行 10g，香附 6g，浙贝母 10g，海藻 10g，昆布 10g，山慈菇 10g，神曲 10g。日 1 剂，水煎服。

二诊：患者服 7 剂后，乳房肿块明显变软，续服上药。

患者继服药 4 周，肿块消失。

【按】本病病位在乳房、肝经、两胁，肝气郁结，肝脾不和，脾虚运化，水液失常，水湿聚积成痰，痰浊循经流注两胁乳房，致乳房增大。用四逆散疏肝理脾，使肝疏脾健，痰浊自除；海藻、昆布软坚散结，与王不留行相得益彰；浙贝母去无形之痰；香附辛散性平，入肝经而善疏肝解郁，理气止痛；神曲行脾胃之滞气。诸药合用疏肝健脾，软坚散结，肿块自消。

颤证（神经衰弱）

崔某，男，40 岁。

四肢颤抖 2 个月。

初诊：患者平素易腰痛，工作劳累时加重，近 2 个月出现四肢颤抖，精神紧张或情绪激动时颤抖加剧，不能控制，四肢麻木，头晕失眠，经治疗效果不明显。检查：四肢颤抖，下肢较重，舌红少苔，脉弦细数。

辨证：肾阴亏虚，肝阳浮动。

治法：补肾柔肝，息风通络。

处方：山茱萸30g，石决明24g，何首乌、生龙齿各15g，天麻、钩藤、生地黄各12g，紫河车、蒺藜、磁石、全蝎、胆南星、白芍各9g，甘草6g，蜈蚣3条。

二诊：患者连服前方5剂，震颤大减，头晕、失眠好转；双手发麻，略活动即消失；下肢震颤，仅站立过久或劳累时偶有发作。按原方加人参3g，白术9g。

患者连服10剂，自觉症状消失，又服原方两周，随访未复发。

【按】本例患者平素腰痛，又出现四肢震颤，是肾虚不能养肝，肝血不足，肝阳浮动，不能濡养筋脉，故四肢震颤，方中紫河车益血添精，何首乌、山茱萸滋补肝阴养血、补肾固精，生地黄、白芍滋补肝肾养血，磁石、石决明平肝清热，天麻、全蝎、蜈蚣、钩藤、生龙齿镇痉息风，待肝风息，以健脾补肾之品巩固疗效。

脏躁 1（围绝经期综合征）

李某，女，52岁。

月经不调1年，伴反复烘热、汗出、失眠半年。

初诊：患者月经不调1年，近半年反复烘热汗出，头晕耳鸣，心烦失眠，口干，手足心热，腰背疼痛，舌红少苔，脉细数。血压140/90mmHg。B超提示：子宫及附件未见异常。

辨证：阴虚火旺。

治法：滋阴降火，敛阴和营。

处方：知柏地黄汤加减。知母、黄柏、麦冬、牡丹皮、泽泻、茯苓、川芎各10g，熟地黄、山茱萸、怀山药、白芍、浮小麦各15g，五味子5g。日1剂。

二诊：患者服6剂后汗止症轻，夜寐欠佳，继予上方去知母、黄柏，加夜交藤、合欢皮调治半个月。

患者继服药半个月，诸症均消失，血压正常。

【按】本案患者正处围绝经期，病由冲任脉虚，精血不足，阴液枯竭，脏腑失养，虚热上扰神志，脏腑功能失调所致，故治以知柏地黄丸补填精血，滋阴降火。白芍、五味子、浮小麦敛阴和营，止汗除烦；知母、麦冬清虚热除烦，生津止汗；川芎清虚热，止痹痛；夜交藤、合欢皮疏肝解郁，养心安神。全方酸甘相伍，化生阴血，调和营血，滋养脏腑，共达治愈本病的目的。

脏躁 2（更年期综合征）

王某，女，51岁。

悲伤欲哭、心烦失眠1年余。

初诊：患者诉1年来常悲伤欲哭，不能控制，且心烦、失眠、自汗，曾多处求医，医院皆诊断为围绝经期综合征或抑郁症，予镇静剂等，疗效不显，病情逐渐加重。现诊见精神恍惚，易悲善怒，心烦心悸，头晕失眠，悲伤欲哭，自汗潮热，咳嗽多痰，舌苔黄腻，脉细。

辨证：痰热扰神。

治法：清热化痰，养心安神。

处方：甘麦大枣汤合温胆汤加减。甘草 10g，大枣 10g，浮小麦 30g，黄芩 10g，陈皮 10g，法半夏 10g，茯神 15g，枳实 10g，竹茹 10g，炒枣仁 30g，炙远志 10g，柏子仁 10g，天麻 10g。

7 剂，水煎服，日 1 剂。

二诊：患者诉前症已减，但烦热较显，仍自汗，苔薄黄，脉细，拟原方加减再进 10 剂。处方：甘草 10g，大枣 10g，浮小麦 30g，陈皮 10g，醋柴胡 10g，茯神 15g，枳实 10g，竹茹 10g，炒酸枣仁 30g，炙远志 10g，夜交藤 30g，黄柏 10g，煅龙骨、煅牡蛎各 30g。7 剂，水煎服，日 1 剂。

三诊：患者诉精神较前佳，且悲伤欲哭大减，头晕愈，潮热、心烦、自汗亦减，睡眠佳，舌苔薄黄脉细，其病已愈大半，嘱服原方再进 6 剂，以彻底治愈。

【按】脏躁多因忧思过度，心阴受损，肝气失和所致。《金匮要略》云："妇人脏躁，喜悲伤欲哭……甘麦大枣汤主之。"本案患者伴有头晕、呕逆、舌苔黄腻等痰热上扰之候，故合温胆汤治之。

汗证 1（产后汗出）

杨某，女，33 岁。

产后 8 个月，自汗、盗汗、咽痒、咳嗽、少痰 4 个月。

初诊：患者产后 8 个月，自汗、盗汗、咽痒、咳嗽、少痰 4 个月，吹风受凉或劳累后易作，咽痛，口唇热疮，舌胖苔薄，脉细弦。

辨证：表卫虚弱，外邪犯肺，肺气失宣。

治法：益气固表，宣肺达邪。

处方：黄芪 30g，当归 15g，生地黄 15g，熟地黄 15g，川黄连 3g，连翘 12g，黄芩 10g，防风 10g，浮小麦 30g，白术 10g，桔梗 10g，木蝴蝶 6g。7 剂，日 1 剂，分两次口服。

二诊：患者药后诸症悉减，予原方继服。

患者治疗 2 月余，病获痊愈。

【按】患者产后气血亏虚，气虚卫外不固，津液易泄，《医方考》曰："卫气一亏，则不足以固津液，而自渗泄矣，此自汗之由也。"风为阳邪，其性开泄，风邪袭扰，卫气不固则腠理开而汗易泄。劳则气耗，劳累后气虚益甚，自汗加重，汗血同源，血虚阴液亦亏，阴虚化生内热，迫津外泄，则盗汗作。方以玉屏风散和当归六黄汤加减。玉屏风散可益气固表，实卫止汗，主治表虚自汗、易感风邪。大凡表虚不能卫外者，皆当先建中气，故以白术补脾建中，脾旺则四脏之气皆得受荫，表自固而邪不干。复以黄芪固表益卫，得防风之辛散，其功益彰，则黄芪自不虑其固邪，防风亦不虑其散表，此补中兼疏。以当归六黄汤滋阴泻火，固表以止盗汗，其生地黄、熟地黄补肾滋水，壮水以制相火，益于制火，使不至于刑金；加木蝴蝶、桔梗泻肺之余邪，并降气利咽；连翘清心泻火，散上焦之热。

汗证 2（手足多汗症）

金某，男，29 岁。

反复手足汗出 3 年。

初诊：患者反复手足汗出 3 年，紧张时容易发作，热时为甚，经中西医治疗多次不效，故求诊，症见手足汗出，紧张时手掌湿润，舌尖红苔薄腻，脉弦。

辨证：营卫不和。

治法：调和营卫。

处方：柴胡 9g，黄芩 9g，半夏 9g，桂枝 9g，白芍 15g，甘草 6g，黄连 3g，黄柏 10g，知母 12g，连翘 15g，蒲公英 30g，煅龙骨、煅牡蛎各 30g，泽泻 15g，茯苓 15g。7 剂，日 1 剂，分两次口服。

二诊：患者服药 7 剂后，手足汗略减，原方加麻黄根 9g。

患者继服半月，诸症消失，随访 1 年，未再复发。

【按】经络为气血运行的通道，经脉阻滞，开合失司，则汗出异常，患者手足多汗，属局部汗出异常，且发作与情绪有关。西医认为本病是自主神经功能紊乱，交感神经兴奋所致，多用谷维素、B 族维生素治疗。中医多从气虚阴亏入手，用牡蛎散、当归六黄汤、玉屏风散等疗效不佳，但局部汗出，经络阻遏，营卫失调，病位在少阳经，故方以和解少阳的小柴胡汤，佐以调和营卫的桂枝汤疏风祛邪，调营卫而和阴阳，合而为柴胡桂枝汤。汗为心之液，心有火则汗不止，用黄连、连翘清心泻火；龙骨、牡蛎之咸凉，去烦热而止汗，现代药理研究发现该药对尚可调节自主神经功能；足少阴肾经起于足心，故足心出汗乃肾经郁热，以黄柏、知母、泽泻、茯苓、蒲公英诸药滋阴降火，淡渗利湿，清肾经郁热。药证合拍，故获效迅速。

汗证 3（头汗）

陈某，女，37 岁。

头汗出 1 月余。

初诊：患者平素易感冒，受凉吹风则泄泻。患者但头汗出 1 月余，咽痛，经前头痛，舌苔薄黄，舌边有齿印，脉细弦。

辨证：肺脾两虚，表卫不固。

治法：补肺健脾，益卫固表。

处方：玉屏风散合牡蛎散加减。黄芪 30g，白术 10g，白芍 10g，防风 10g，陈皮 6g，吴茱萸 2g，桔梗 6g，生甘草 6g，葛根 15g，柴胡 10g，麻黄根 10g，煅龙骨、煅牡蛎各 30g，浮小麦 30g。14 剂，日 1 剂。

二诊：患者服用半月，自觉汗出症状减轻，经期至仍有头痛，原方加川芎 15g，继服 2 个月，诸症消失。

【按】头为诸阳之会，内伤、外感均可导致清阳之气升宣失职，津液外泄，则头汗出；脾肺气虚，不能卫外，而腠理不密，则风邪易伤；经前脏腑经络气血汇聚于冲任二脉，清窍失养，故头痛作。方中玉屏风散补肺健脾，益卫固表，卫气者，所以温分肉而充皮肤，肥腠理而司开阖，唯黄芪能补三焦而实卫，为玄府御风之关键；防风遍行周身，称治风之仙药，上清头面七窍，内除骨节疼痹，为风药中之润剂；黄芪、白术又能补脾胃而助生化之源，古人称为敛汗圣药。牡蛎散源自《太平惠民和剂局方》，其功能偏于收涩止汗，以治标为主。方中牡蛎煅用，收敛止汗，敛阴潜阳；黄芪益气实卫，固表止汗；麻黄根专于走表，收敛止汗；浮小麦养心除烦，收敛止汗。四药合用，共奏固表止汗之功。柴胡、葛根能升举清阳而止头痛，并鼓舞脾胃清阳之气上行而止泄泻；白芍、陈皮与白术、防风合为痛泻要方，功能为健脾柔肝，调气止泻；吴茱萸善解肝经之郁滞，温中散寒，止痛效佳；桔梗、甘草利咽止痛；川芎活血行气，善治头痛。诸药相合，药到病除。